骨格筋が
あなたを救う

がん食事療法の
都市伝説

上尾中央総合病院外科　外科専門研修センター／栄養サポートセンター　センター長
大村健二

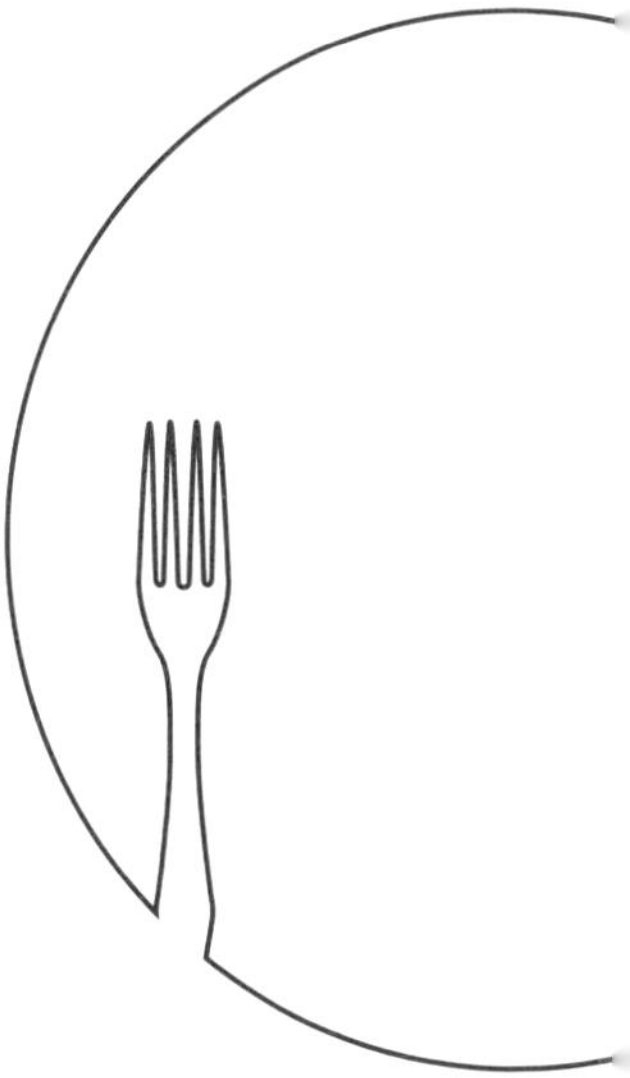

法研

都市伝説ががん治療を難しくする

ケース1 親切なアドバイス？

「もう、本当にノイローゼになりそうです」Aさんは笑いながら、しかし目は真剣に話し始めました。Aさんは3年前に総胆管結石で手術を受け、その関係で私の外来を受診されました。今回は検診のマンモグラフィーで異常を指摘され、乳がんと診断されたのです。検査の結果から化学療法と手術を組み合わせた治療を行うことになりましたが、周りからいろいろ言われて大変とのこと。

Aさんはお茶に生け花、最近はヨガも始めるなど趣味は多彩。したがって友達も大勢います。術前に化学療法を受けるのでお稽古を休まなくてはなりません。そのため、乳がんにかかったことを周囲に明らかにしました。

それがあっという間に広がって「どうしたの。なんで乳がんなんかになるの」「今の病院で大丈夫？」「あなた、乳製品が好きだったから乳がんになるのよ（誤解です）」「抗がん剤も手術も受けずに乳がんを治す方法が本に載っていたわ」などと電話、メール、

ＬＩＮＥで言われ続けているそうです。悪気はないとわかっていても、気が滅入ったり、腹立たしくなることすらあるとのこと。

がんは日本人の2人に1人がかかるありふれた病気です。ですから「なんで私ががんにかからなくてはならないの」と思い詰めることはありません。また、がんの治療成績は年々向上していて「あと10年もしたら、がんは慢性病になりますよ」と話す大学教授もいるほどです。すべてのがんとはいかないまでも、乳がんを含めた頻度の高いいくつかのがんは本当にそうなるかもしれません。

また、いわゆる「標準治療」が最良の治療ですから、確かではない情報に振り回され、横道に逸れることは避けましょう。

ケース2

誤った情報に惑わされない

Bさんは50歳代前半の営業マン。高校2年生の娘さんと中学3年生の息子さんがいて、マンションは4年前に購入したばかりです。そんなこんなで仕事にはりきる毎日だったのですが、会社の検診で便潜血陽性を指摘されました。精査の結果、上行結腸がんと診断されて手術を受け、術後補助化学療法を施行中です。

奥様は大変心配して何冊も本を読み、とくに食事には細心の注意を払いました。幸い化学療法の副作用としては軽い手先のしびれが出たくらいだったのですが、Bさんの体重は毎月1キロほどのスピードでコンスタントに減っていきました。通常、大腸がんの手術後に体重は減りません。やがて、疲れやすさと倦怠感を感じ始めたのです。

お話を聞くと、奥様は雑誌に「肉を食べると大腸がんになる」と書いてあるのを読み、肉を一切避けて料理を作っていたとのこと。また別の記事で「乳製品を摂るとがんになる」と書いてあるものも読み、たんぱく質は魚と大豆製品に限定しました。緑黄色野菜の温野菜にスムージー。野菜漬けの毎日だったそうです。しかし、Bさんはもともと魚嫌いだったため、動物性たんぱく質が足りない状態が続いてしまったのです。

「肉を食べると大腸がんのリスクが増す」とよく耳にしますが、定説ではありません。それを否定する研究結果も複数あります。また、がんの治療を乗り切るため、治療成績を上げるためには良質なたんぱく質の摂取が欠かせません。「牛肉や豚肉、ハム、ソーセージもどんどん食べてください」とお二人に話しました。その後は体重も増え始め、倦怠感も消失したそうです。

奥さまは、ご自身が余計なことをしてBさんを弱らせてしまったと落ち込んでいらっしゃいました。もちろん、Bさんは気にしていないご様子なのですが。私には、一生懸命になってパートナーの病気を治そうとしている奥様の気持ちが伝わってきましたので「Bさん、お幸せですね。こんなに奥様、あなたのために頑張っていらっしゃる。これから二人で正しい知識を持って美味しいものを食べ、100歳までそろってお元気に生きてくださいさい」と言いました。そしたら奥様、にっこりと笑ってくださいました。

ケース3 過剰な気配りは逆効果？

胃がんで手術を受けたCさんは、必ず奥様と受診されます。仲が良く、いわゆるおしどり夫婦です。「来年で結婚40周年です。よくもまぁ、持ったもんだ」と笑って話してくれます。

しかし、先日の診察時にCさんが少しよろけた際に奥様が手を差し伸べると「いいから！」とCさんが声を荒げました。「いつも温厚なCさんが…」と驚いていると、Cさんは「いやね、こいつが俺に気ばかり遣っているもんだから…」と話し始めました。「重たい物は持たなくていいから」「それは私がするから」などは序の口で「これは食べないで」「お酒は止めて」「○○○はしないで」と禁止の言葉も次々とです。

心配してくれているのは重々承知でありがたいのですが、これまで奥様を守ってきたつもりなのに急に立場が逆転して、余計な心配、迷惑をかけているようで辛いとのこと。「俺はずっとこんなふうに病人扱いされなくてはならないのか」とだんだん腹立たしくなってくるそうです。一言一言は些細なことでも、一日中その調子で言われ続けているとボディーブローのようにじわじわと効いてくると言います。

胃がんの手術を受けても、退院後に食べてはいけないものはありません。よく噛んでゆっくり食べればなんでもOKです。

また、安静にしたほうがよいのでは、と思いがちですが実は逆で、少し疲れるくらいの運動や仕事などを行ったほうが、身体機能の回復にはよいのです。

せっかく手術でがんが治ったのですから、元の生活に戻していくべきなのです。「手術前に二人でよく行かれた旅行の計画を立てられたらいかがですか」とお勧めしました。「まだ中欧へ行っていないからなぁ」とCさんは笑って話してくれました。

がんにかかっても明るく幸せな人生を。それがこの本のテーマです。

ケース4 家族の絆

まだ再発大腸がんに対する有効な治療法がなかった30年以上前の話です。元小学校の校長先生だったDさんが大腸がんで手術を受けました。外来ではピンと背筋を伸ばして診察を受けられ、その態度からも誠実なお人柄が伝わってきたものです。

しかし、術後6ヵ月で肝臓への転移が見つかり、当時の化学療法では効果がありませんでした。やがて黄疸も出現しましたが、ご家族は献身的に在宅で看護を続けられました。本当に、ご家族から尊敬され、また慕われている患者さんでした。家での療養が困難になって入院されましたが、そのときに同じく学校の教師をされている息子さんは「ショックを受けさせたくないので、病状は本人と妊娠している妹には伏せておいてください」と言いました。最善を尽くして苦痛をとって、Dさんは安らかに永眠されました。

その後、生命保険の診断書を取りに来られた息子さんが、頭をかきながら「妹にひどく叱られました」というのです。妹さんは「お腹の子はお父さんの孫。ちゃんとお別れをさせたかった」「育ててくれてありがとうと、お父さんにもう一度お礼を言いたかった」「何より、半日でよいから看病したかった」と涙ながらに言われたそうです。

それから30年以上が経ち、日本はすっかり変わりました。再発大腸がんの治療成績も飛躍的に向上しています。かつての「不治の病」も今では治る病気になったのです。

しかし、今も昔も変わらないのは家族の絆です。がん患者さんとご家族がお互いを気づかい合う姿は共通です。自分やご家族ががんと診断されても、ご家族の絆を大切にされ明るく楽しく生きていっていただきたい。そんな願いを込めてこの本を書きました。

はじめに

日本人のがん罹患率は年々上昇し「がんは国民病」と言われて久しくなりました。医学的にこの理由は明らかで、医療が進歩したことでがん以外の病気で亡くなる人が減っているからです。一方、日本はすでに超高齢社会となっています。がんは加齢に伴って患者数が増えるため、平均寿命が延びるとがんを経験する人も増えるのです。

日本人の死因のトップががんだと聞くと、がんは怖いという印象を持たれるのでしょう。では、がん死亡率に年齢構成を加味した年齢調整死亡率を見てみるとどうでしょうか。

実は、女性の全がんの年齢調整死亡率は、１９６０年ごろからすでに穏やかに低下しています。男性の全がんの年齢調整死亡率も、21世紀に入って減少傾向が明らかになりました。年齢調整死亡率の低下からも明らかなように、日本の医学・医療はがんに勝ち始めているのです。

しかし、がんという病気にはまだ未解明の部分があります。遺伝子の解析が進んではいますが、がんの発生や進行などについてすべてが解明されるのはまだ先のことになるでしょう。

いろいろなことがわかっていないため、さまざまな「都市伝説」が世に流れています。

私は、消化器外科医として働く一方で、医師となった1年目から代謝・栄養の研究に携わってきました。そうした経験と、がんに関する科学的な事実から考えると、少々疑問を感じる「都市伝説」があります。さらに、信じて従うことでかえって患者さんに害になってしまうような「都市伝説」もあります。そしてそうした説が、患者さんやご家族に信じ込まれているのを目にすることが少なくありません。無害な「都市伝説」なら無視してよいのですが、有害な考え方は看過できません。

私たち医師は、国民の健康を守らなくてはなりません。健康とは、単に病気にかかっていない状態を指すのではなく、肉体的にも、精神的にも、そして社会的にもすべてが満たされた幸せな状態のことです。病気を治す、がんを治すということは、身体的に良好な状態にすることの一部に過ぎません。

たとえ手術を受けてがんが治っても、体力が衰えて回復しなかったり、身体機能が低下したりしたら健康を損ねたことになります。さらに、患者さんががんの再発への不安に四六時中苛《さいな》まれていたらそれも精神的に満たされた状態とはいえず、健康が損なわれていることになります。こうした状態では、医師の責務を果たせたとはいえないでしょう。

本書では、医学の根幹を成す基礎医学である生化学的な事実、信頼性の高い医学の研究結果から、がん患者さんにとって望ましい正しい食生活や、治療効果を高め回復を助ける運動についてお示しします。また誤解の多い俗説や、患者さんに不要な手間、忍耐、制限を課すような誤解を「都市伝説」として取り上げ、正否について論じていきます。

患者さんにとって最もよいことは、正しい知識を得て医療者と信頼関係を築き、安心して治療に臨んでいただくことです。それがなにより、治療の効果を高めてがんを治癒に導く最良の道なのです。

がんを経験した方々が、安心して明るく幸せな毎日を送ることができるようにと願って筆を執りました。

2020年3月

上尾中央総合病院外科　外科専門研修センター／栄養サポートセンター
センター長　大村健二

もくじ

PART 2

骨格筋が幸せを増やす

編集協力　宇佐美拓憲
　　　　　石川　智
装丁・DTP・本文デザイン　ホップボックス
イラスト　藤江俊治

Part 1 がんと都市伝説

がん人を不安にさせるわけ

なぜ、がんは恐れられるのか

私は、医学的・科学的な根拠のない出所不明の情報が広まり、それが信じ込まれて都市伝説化する原因の一つに、人ががんを極端に恐れていることがあると思います。欧米でももちろんがんは恐れられていますが、むしろ心筋梗塞に代表される心臓病のほうが深刻に考えられています。

がんという病気に強い恐怖を感じる理由の一つは、がんが得体の知れない病気で、治ったと思ってもいつ再発するかわからないという不気味さにあると思います。

とある地方へ講演に伺った時、空港から乗ったタクシーの運転手さんが「お客さん、お医者さんでしょう」と私の職業を見抜き、そこからがんの話になりました。運転手さんは、がんを非常に怖い病気だと思っていて、私が「今世紀に入ってがんの治療は目覚しい進歩を遂げていますよ」とお話ししても、「がんは再発するからね」と聞く耳を持ってくれません。

「私が医師になった頃は、手術後に大腸がんが再発したら（予後は）ほとんど半年でした。

それが今では平均でその5倍に伸び、さらには抗がん剤と再手術との組み合わせで完全に治るということも期待できるようになったんですよ」と医療の進歩を知ってもらおうとすると、「うちの親戚は、手術後10年経ったのに乳がんが再発して…。怖いね」と話を続けます。

「おっしゃるとおり、乳がんは手術後20年経っても再発する可能性があります。でも、乳がんには有効な薬剤が開発されています。再発後の治療もありますから心配しなくても大丈夫ですよ」と明るくなってもらえるような話をしても「でも再発したら怖いじゃない」「どうして再発するの」「何年も体の中に潜んでるんだよ、がんが」と続き、運転手さんの不安を払うことはできませんでした。

確かにがんは再発する可能性がありますが、それは心筋梗塞も脳卒中も同じです。レベルが違うとはいえ、風邪だって捻挫だってくり返す可能性はあります。およそ病気のなかでくり返さないものの方が少ないと思います。急性虫垂炎（いわゆる「盲腸」）で虫垂を切除すれば、2度と急性虫垂炎にはなりませんが。

日本人ががんを恐れるもう一つの理由は、日常生活で「死」を意識する機会が少ないからではないでしょうか。すべからく、誰にでも必ず死がやってくるということを日ごろ考えていない人たちが、突然「死」を意識する立場になる。そのギャップが大きいのだと思います。しかし、信仰のある方のなかにはその信仰により死生観ができあがり、死に対する向き合い方を知っている人がいます。

ふだん特定の信仰を意識していない人でも多くの人は年末、12月25日にクリスマスを祝い（キリスト教）、大みそかにはお寺で除夜の鐘を撞き（仏教）、年が明けたら神社へ初詣に出かける（神道）。実に8日間で3つの「宗教行事」に参加します。

私も無宗教ですので、毎年そのような行動をとっています。日常生活でお祈りをすることはありませんし、自分もいつかは死ぬのだと思わない日のほうが多いです。そんな人たちががんと診断され、突然「あなたの人生には限りがある」ということを意識したら戸惑ってしまうのでしょう。「本当に死ぬのか?」「あと何日生きられるんだ?」、「死んだらどうなるのか」そんなことを考え続け、「なんで私だけが」と思ってしまうのかもしれません。

数年前のニュースで、脳腫瘍で余命数カ月と宣告されたアメリカの女子大生が、バスケットボールの試合に出て得点を挙げたと報道されました。そのご両親のコメントには「娘が神に召されるとしたら、それは納得しなければならないのだけれど」とありました。「大事な大事な娘だけれど神に召される。だから、『死』を納得しなければならない」。愛する人の死について、宗教の教えに基づけばこのような受け止め方ができるのだとあらためて思いました。

ちなみに、欧米の病院は敷地内、あるいは建物内に教会があり、神父さんや牧師さんが聖書を抱え病院の中を歩いています。そして、患者さんやご家族のところへ行って説教をしてくれるのです。

日本でも最近は、臨床宗教師といって宗派に関係なく患者さんの心を癒そうとしてくれる方が増えています。がんに限らず、重い病気にかかっている患者さんやそのご家族にとって、そのような取り組みはとてもありがたいと思います。

がん死もそんなに悪くない？

もし、希望する死に方を選べるといわれたら、みなさんはどのような死に方がよいと思われますか。

「JAMA」という有名な医学雑誌に、死のパターンをテーマに取り上げた論文*が掲載されました。それには、人間の75%、4人に3人以上はそのどれかで亡くなるという4つのパターンが示されています（次ページ）。

まず、一つ目のパターンは突然死です（図A）。重症の心筋梗塞や脳卒中、事故死などがこれにあたります。身体機能が衰えてから死亡するまでは瞬時です。

二つ目のパターンは進行する臓器障害によるもので、臓器機能の悪化と改善をくり返し、徐々に身体機能が衰えていきます（図B）。

三つ目は、さまざまな原因で身体機能が高度に低下し、そこから徐々に死を迎えるパターンです。重症の脳卒中後や認知症により衰えていく場合がこれに入ります（図C）。

＊ Lunney JR, et al. JAMA 289: 2387-92, 2003.

人の死のパターン

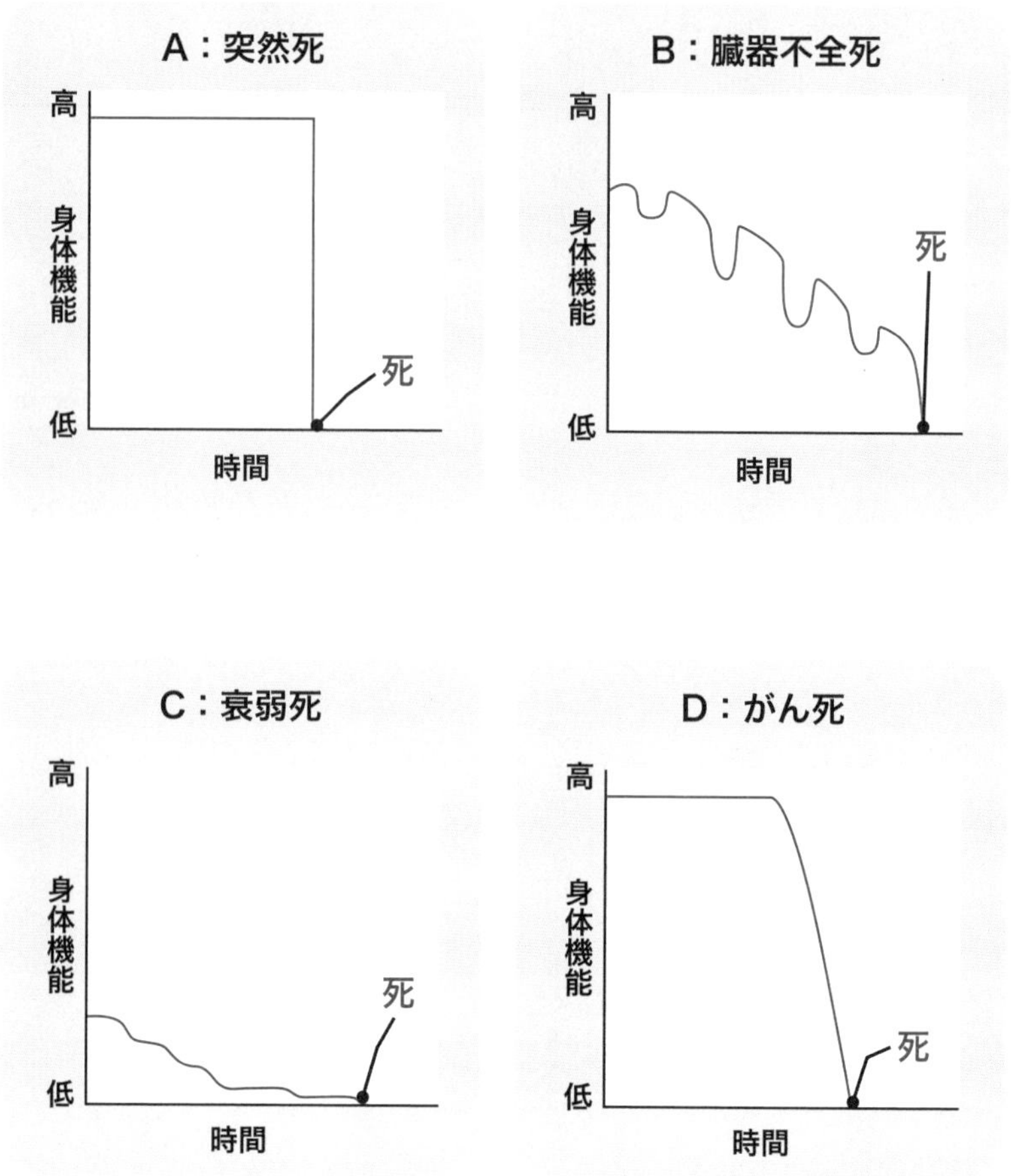
A：突然死
高
身体機能
低
時間
死
B：臓器不全死
高
身体機能
低
時間
死
C：衰弱死
高
身体機能
低
時間
死
D：がん死
高
身体機能
低
時間
死

最後にがん死のパターンです（図D）。身体機能は良好に保たれますが、最後に1～3ヵ月かけて体が不自由になっていきます。

どれかを選べといわれたら、あなたはどのパターンを選ぶでしょうか。突然死――これは楽なようで後ろ髪を引かれそうですね。苦痛や恐怖が少ないかわりに、家族や親しい人たちにお別れを言うこともできません。それに、身辺整理もできません。机の中を思い出してみてください。いつもらったかも忘れてしまったようなどこかのスナックの名刺も含め、ごちゃごちゃの机の中など見られたくないものです。なんにせよ、お別れの前に身辺をきれいにしておきたいと思うのは誰でも同じでしょう。

臓器機能の悪化と緩解《かんかい》（完治ではないが小康状態になること）をくり返して、徐々に身体機能が悪化するパターンはどうでしょう。現代医療によって病気の悪化をなるべく防ぐ治療、苦痛を軽減する方策がいろいろとられるとはいえ、いわゆる闘病生活は大変なものでしょう。

身体機能が障害され、さらに徐々に低下していくパターンでは、認知機能やコミュニケーション能力も低下していきます。人のお世話になる時間が長いので、遠慮深い人ほど辛く感じるのではないでしょうか。

人間いつかは死ぬのですから、それを恐れずにこの4つのパターンを見比べますと、がん死もまんざらではないかナと思ってしまいます。

がんの患者さんには、たとえ根治しなかったとしても身体機能が正常である時間が相当残されています。その間に、自分の人生を振り返っていろいろやりたいことをやり、言いたいことを言うという患者さんも珍しくありません。

仲直りする時間、お礼を言う時間も残されています。仲が悪くてほとんど口もきかなかった父子の間で「立派になったな。母さんを頼むぞ」「父さん、育ててくれてありがとう」といった会話ができます。結婚以来けんかが絶えなかった夫婦が、夫の食道がん罹患を契機に夫婦仲がとてもよくなり、なによりお子様たちが大変喜んだ例もあります。残されたご家族は、本当の気持ちを言い合ったときの患者さんや、家族が仲良くなって過ごした時間を胸に刻んで生きていかれるのでしょう。

5年生存率

がんの治療成績を表す指標に「生存率」があります。がんの5年生存率は、がんと診断されてから、5年後に何%の患者さんが生存しているかを示す数値です。

がんと診断されてから5年を経過しますと、その後の5年生存率は最初の5年よりはるかに高まります。がんの種類によっては、診断時に進行がんであっても5年を経過するとほぼ完治したと言ってよい状態になります。がんと診断されてから5年が一つの目途とされているのはそのためです。

２０１９年12月、国立がん研究センターは２０１１年までの2年間にがん診療連携拠点病院等で治療が行われた全がん症例の5年生存率（相対生存率）は66・4％だったと発表しました。66・4％といったらおよそ3分の2です。がん患者さんの３人に２人が、５年を経過しても生存されているということを表しています。

個々のがん種の5年生存率は、前立腺がんが98・8％、女性の乳がんが92・2％であり、ともに素晴らしい成績です。また、大腸がんは72・6％、胃がんは71・4％であり、もう「がん＝不治の病」ではなくなったと言っていいでしょう。

さらに、これらは２０１１年までに登録された症例の生存率ですので、それからの医学・医療の進歩は反映されていません。今日がんと診断された方の5年生存率は、より高くなると考えられます。

なお、これらの数字はすべての症例を合わせたものです。内視鏡で切除できるような早期の胃がんであったら、5年生存率は限りなく１００％に近づきます。検診をきちんと受けて、がんが〝赤ちゃん〟であるうちに取り除くことの意義は極めて大きいのです。

ここで、がんの5年生存率を他の主な疾患と比較してみましょう。

図は、脳卒中症例の生存曲線です。１９９８年4月から１９９９年3月までに脳卒中を発症した５０８１例の症例の経過を追跡したものです。5年後までに脳卒中で亡くなる方はおよそ20％で、その他の原因も含めると5年生存率は男性が61・5％、女性が63・３％

です。脳卒中の5年生存率は、がん全体の5年生存率と同じくらいかやや下回ることになります。原病（脳卒中）以外の死因では、肺炎や循環器系の疾患が多いことが特徴的です。また、脳卒中では身体機能が障害されますので、生存期間と身体機能の関係は先ほどの図Cのパターンになります。

脳卒中を起こした方は、呼吸器系、循環器系の疾病に気をつけてください。また、口腔内を清潔に保つことは、肺炎の防止に大変有効です。歯科や口腔外科の診察を受け、適切な治療、指導を受けることをお勧めします。

一方心筋梗塞は、最初の発作でおよそ30％の方が命を落とします。図Aのパターンです。したがって、その時点で既

脳卒中症例の生存曲線

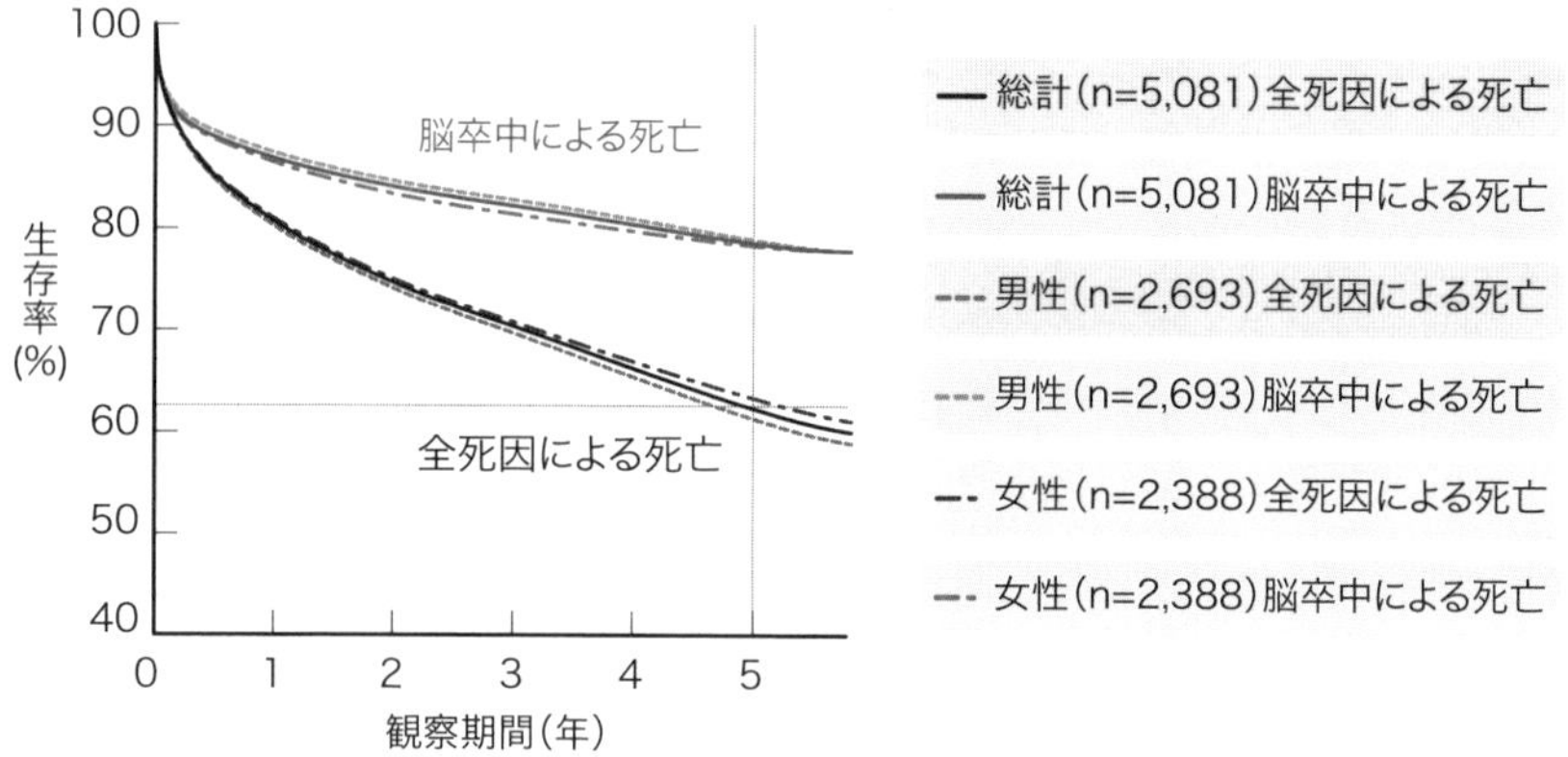

今井明，ほか．脳卒中 32:572,2010.

に5年生存率が70％を超えることはないのです。さらに、治療が奏効して後遺症なく社会復帰しても、再発に十分気を付けなければなりません。心筋梗塞が再発した場合の致死率は、初回発作時よりはるかに高いからです。

このように考えると、とくにがんだけが「生存率が低い恐ろしい病気」というわけではないように思われます。

食品と発がん

特定の食べ物を避けることでがんを防げるか

いくらがんが「治る病気」になりつつあると言っても、かからないにこしたことはありません。「食べ物に気をつけることでがんを防ぐことができる」といった情報は、世のなかに数多く流されています。それらについて説明します。

２０１１年に国立がん研究センターがん予防・検診研究センターから「がんを防ぐための新12ヵ条」（がんセンターの12ヵ条）が発表されました。それまでは、ＷＨＯ（世界保健機関）が提唱する12項目(ＷＨＯの12ヵ条)ががんを予防するために推奨されていました。国立がん研究センターの新12ヵ条では6項目が、ＷＨＯの12ヵ条では9項目が食事やお酒・たばこに関係することですから、がんの予防に食事とたばこがとても重要視されていることがわかります。

食べ物は、肺に吸い込む空気と並んで一生の間に大量に体内へ「進入」するものですから、がんの原因になるのではないかと目を付けられても仕方のないところです。

まずは、がんにかかるリスクを低下させるために、「食べ物に気をつけること」がどの

がんを防ぐための新12ヵ条

・たばこは吸わない
・他人のたばこの煙をできるだけ避ける
・お酒はほどほどに
・バランスの取れた食生活を
・塩辛い食品は控えめに
・野菜や果物は豊富に
・適度に運動
・適切な体重維持
・ウイルスや細菌の感染予防と治療
・定期的ながん検診を
・身体の異常に気がついたら、すぐに受診を
・正しい情報でがんを知ることから

WHO（世界保健機関）12ヵ条

○バランスの取れた栄養を摂る
○毎日、変化のある食生活を
○食べすぎを避け、脂肪は控えめに
○お酒はほどほどに
○たばこは吸わないように
○食べ物から適量のビタミンと繊維質のものを多く摂る
○塩辛いものは少なめに、あまり熱いものはさましてから
○焦げた部分は避ける
○カビの生えたものに注意
○日光に当たりすぎない
○適度にスポーツをする
○体を清潔に

くらい有効なのか。一つずつ考えて行きましょう。

「おこげ」は避けるべきか

まず「焦げたものを避ける」という項目について見てみましょう。このことはマスコミでも時々取り上げられてきましたので、耳にしたことがあると思います。

確かに、特定の食材の焦げた部分には「発がん物質」が含まれている可能性があります。肉や魚のたんぱく質を高熱で長時間処理すると、発がん物質が産生されることがあるのです。アクリルアミドという物質がその代表です。いかにも悪そうな名前ですね。

2002年スウェーデン政府は、ポテトフライなどにヒトでも発がん性を有する可能性があるアクリルアミドが含まれていることに注意を喚起しました。アクリルアミドは、食品を焼いたり揚げたりあぶったりした際にできます。動物実験では、遺伝子を傷つけてがんを発生させる現象が観察されました。

しかし、こういった物質の発がん性は、ほぼすべてがマウスなどの小動物に大量投与した実験で証明されたものです。そこで投与される発がん物質は、食物に含まれた状態ではなく合成された純粋なものです。また、投与される量を食事に置き換えると、途方もないことになります。たとえば、何十匹もの「焦げた焼き魚」に含まれる「発がん物質候補」の純粋なものが、毎日毎日与えられ続けるのです。日常の食生活とはかけ離れた、特殊な環境です。そして、動物実験の結果がそのまま人間にも当てはまることはむしろ稀です。

なお、欧米で行われた32の疫学研究のメタ解析では、食品からのアクリルアミド摂取量と食道がんや胃がん、乳がん、大腸がん、膵臓がん、喉頭がんなどのリスクとの関連性は証明されませんでした。[*1] 日本で行われた疫学調査でも、食品からのアクリルアミドの摂取量と子宮内膜がん、卵巣がん、乳がんの発生とは関係がないという結果が出ています。[*2*3]

がんになるのではと心配して、サンマや焼きナス、とんかつをがまんする必要はないようですね。動物実験で発がん性が認められた物質が食品に（ごく微量）含まれているということと、「それを食べるとがんになる」ということはまったく違うのです。

バランスのよい食事

国立がん研究センターの12ヵ条には「バランスの取れた食生活」という項目もあります。WHOの12ヵ条にある「バランスの取れた栄養を摂る」とニュアンスが若干違いますね。国立がん研究センターの12ヵ条は、栄養の組成だけでなく、肉や魚、野菜など食品のバランスもよいようにと言っているものと考えられます。それはそれで悪くはないと思います。

食品をバランスよくというと「なんでも好き嫌いなく食べるほうがいい」と考えます。しかし、「好き嫌いの多い人にがんが多い」というデータはありません。がんにかかるリスクを下げるために嫌いなものを無理して食べなくてもよいでしょう。また２０１９年10

＊1　Pelucchi C, et al. Int J Cancer 136: 2912, 2015.

＊2　Kotemori A, et al. Cancer Sci 109(3):843-853, 2018.

＊3　Kotemori A, et al. Cancer Sci 109(10):3316-3325, 2018.

近年発表された食品と発がんに関する我が国の疫学（コホート）研究の結果

（一部他国の研究結果と合わせたものを含む）

報告者	発表年	食品
Takachi R, ほか	2017	野菜と果物の摂取はがん全体のリスクを低下させない。
Kojima M, ほか	2004	女性の結腸がん死亡率は果物の摂取で高まる。 男性の直腸がん死亡率は緑葉野菜をたくさん摂ると低下する。 男性の直腸がん死亡率がヨーグルトの摂取量と逆相関する。 男性の結腸がん死亡率は卵の消費量と正の相関を認める。
Sato, Y, ほか	2006	肉の摂取量と大腸がんのリスクは関係なし。
Takachi R, ほか	2011	女性で、赤身肉は結腸がんのリスクを上昇させる。 男性では上昇させない。
Wada K, ほか	2017	赤身肉とプロセス肉は男性の大腸がんのリスクを上昇させる。 女性では上昇させない。
Wada K, ほか	2019	緑茶の摂取量と大腸がんのリスクは無関係である。
Wada K, ほか	2015	大豆摂取量と胃がんに罹患するリスクは男性、女性双方で逆相関した。発酵していない大豆食品の摂取量が多いほど胃がんのリスクは低下した。みそなどの大豆発酵食品の摂取と胃がんリスクとの間に有意な関連はなかった。
Umesawa M, ほか	2016	みそ汁と塩分の摂取で胃がんのリスクが上昇する。
Tamura T, ほか	2018	アルコールの摂取で胃がんのリスクが上昇する。
Makiuchi T, ほか	2019	肉、とりわけ赤身肉の摂取量が多い男性で胆道がんのリスクが低下する。
Kawakita D, ほか	2018	葉酸に頭頸部がんのリスクを低くする効果がある。
Kawakita D, ほか	2019	食物繊維の摂取で頭頸部がんのリスクが低下する。
Umesawa M, ほか	2014	野菜の摂取量と前立腺がんのリスクとは関係なかった。 Aカロチンの摂取は前立腺がんのリスクを低下させた。
Sawada N, ほか	2015	食物繊維の摂取量が少ないと前立腺がんのリスクが高まる。
Petimar J, ほか	2017	前立腺がんのリスクと果物、野菜、豆の摂取との関連はない。
Zhang S, ほか	2019	キノコの摂取が少ないと前立腺がんのリスクが上昇する。
Jiang PY, ほか	2014	魚の摂取量と卵巣がんのリスクは関係しない。
Budhathoki S, ほか	2015	大豆食品、イソフラボンの摂取と子宮内膜がんの発生に関係なし。
Kotemori A, ほか	2018	アクリルアミドと子宮内膜がん、卵巣がんとの関係なし。
Shin S, ほか	2016	西洋風の食事でホルモン受容体陽性の乳がんのリスクが上昇する。
Narita S, ほか	2017	食物繊維の摂取で乳がんのリスクが低下する。
Kotemori A, ほか	2018	アクリルアミドと乳がんリスク　関係なし。
Wakai K, ほか	2015	中程度の果物摂取で肺がんのリスクが低下する。
Mori N, ほか	2017	アブラナ科の野菜の摂取で現在喫煙していない男性の肺がんリスクが低下する。
Narita S, ほか	2018	コーヒーで肺がんのリスクは上昇しない。小細胞肺がんのリスクは上昇する。

一つの研究結果のみから、がん発生リスクを評価することはできない

月、野菜嫌いでもノーベル化学賞を受賞できることが証明されました。吉野彰さんは、今でもピーマンなどをよけて料理を食べるとのことです。

塩辛いもの

どちらの12ヵ条にも「塩辛い食品は控えめに」とあります。実際、みそ汁と塩分をたくさん摂取する人で胃がんのリスクが上昇したことを示した研究[*1]があります。塩分摂取によってピロリ菌に感染している人に胃がんが発生するリスクが増すからです。しかし、ピロリ菌の感染率は年々低下しています。がんにかかりたくないばかりに、みそ汁を無理して控えることは、少なくともピロリ菌に感染していない人には必要ないでしょう。また、みそなどの発酵大豆食品の摂取量と胃がんの発生リスクは無関係であるという研究結果もあります[*2]（前ページ表）。

なお体の中で水分と塩分は通常一緒に動きます。したがって、塩分制限が必要なのは、体から水分を引くために利尿薬を服用している心臓病や高血圧症の方、水分を体外へ排泄する機能が衰えている腎臓病の方です。

＊1 Umesawa M, et al . J Epidemiol. 26(2):92-97, 2016.
＊2 Wada K, et al. Int J Cancer 137(4):885, 2015.

野菜と果物は善で、肉類は悪なのか

食品のなかでも、果物や野菜は大変好感をもたれています。一般的に野菜や果物は健康的で、肉はその反対というイメージが根付いているため、「野菜を摂らなきゃダメよ」と言われると「お肉をたくさん食べなさい」と言われるより、「健康を気遣ってくれているんだな、優しい人だな」と感じます。「肉を食べるときは、肉の3倍の量の野菜を摂らなければならない」などということ、聞いたことがありませんか?

ここでは、悪者扱いされがちな肉、とりわけ牛肉や豚肉、ハム・ソーセージ・ベーコンのお話から始めます。

牛肉と豚肉、それにハム・ソーセージ・ベーコンなどを合わせて赤身肉と呼びます。牛肉と豚肉を生の赤身肉、ハム・ソーセージ・ベーコンをプロセス肉として区別することもあります。肉類の摂取とがんリスクの関係について検証した研究は数多くあります。

その一つに女性に限り赤身肉を最も多く食べているグループは、最も少ないグループと比較して結腸がんのリスクが1・48倍高まるという結果が得られた研究があります(次ページ図)。1・48倍という数字は高いように思えますが、この結果は大変弱いものです。そのことは報告した研究者も「赤身肉は結腸がんのリスクを少し高めるかもしれません」と述べているので、認識していることが伺われます。

さらに、赤身肉の摂取量が増えるにしたがって結腸がんのリスクが上昇するわけではないのです。

赤身肉の摂取量が中程度である第3五分位では、最も摂取量が少ない第1五分位より結腸がんにかかるリスクが低下しています（図中矢印）。本当に赤身肉の摂取が女性の結腸がん罹患リスクを高めるのであったら、下のグラフは途中でへこむことなく右肩上がりにならなくてはなりません。あるものの効果（ここでは発がん性）が使用する量に比例して高まることを「用量依存性」といいますが、発がん物質も用量依存性を示すはずです。したがって、赤身肉が女性の結腸がん罹患リスクを高めているということには、このグラフからも疑問が残るのです。

また、大腸がん（結腸がん＋直腸がん）の

女性の赤身肉摂取量と結腸がん罹患リスク

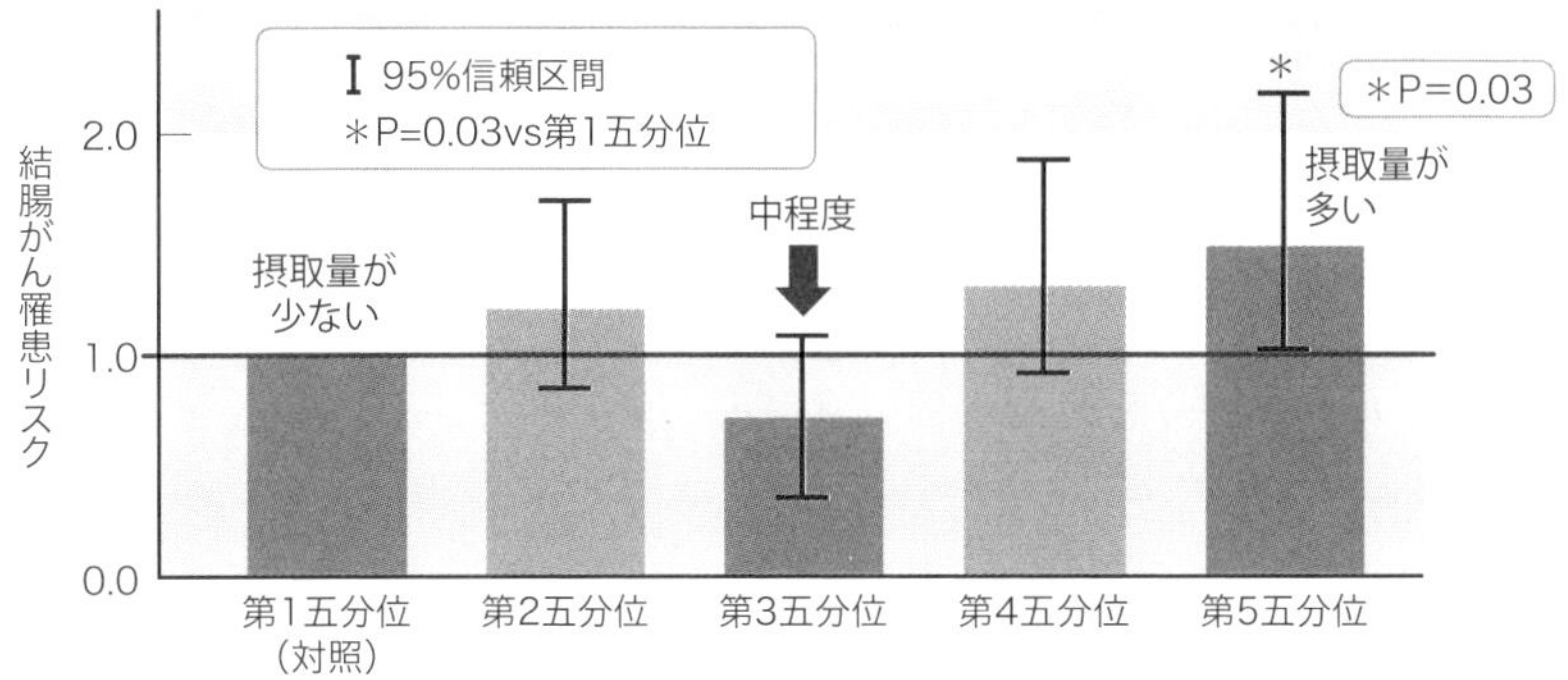

最も摂取量が少ない第１五分位と比較して最も摂取量が多い第５五分位の結腸がん罹患リスクは 1.48 倍であり有意差を認めた。しかし、第３五分位では逆に結腸がん罹患リスクが 0.70 倍に低下している。

Takachi R, et al. Asia Pac J Clin Nutr 20: 603, 2011.

発生リスクと肉の摂取量との関係は、男性ではまったく見られませんでした（表）。

なお、類似の研究は数多くなされていますが、その結果はまちまちです。なかには肉を食べることでがんのリスクが下がるという結果が出た研究もあります。

肉、とりわけ赤身肉の摂取量が多い男性では、胆道がんのリスクが34％低下することが[*]報告されました。なお、この研究の結果もこれまでの研究と同様に弱いものです。

これらの研究結果を見ても、がんにかかるリスクを下げるために牛肉や豚肉を控えようと考える必要はまったくないといえます。

野菜で膵がんのリスクが上昇？

がんセンターの12ヵ条には「野菜や果物は豊富に」とあります。これはどうでしょうか。

各種肉の摂取量と結腸がん、直腸がん罹患リスクとの関係

		結腸がんのリスク	直腸がんのリスク
男性	総肉摂取量	無関係	無関係
	赤身肉摂取量	無関係	無関係
	プロセス肉摂取量	無関係	無関係
	鶏肉摂取量	無関係	無関係
女性	総肉摂取量	無関係	無関係
	赤身肉摂取量	リスク上昇	無関係
	プロセス肉摂取量	無関係	無関係
	鶏肉摂取量	無関係	無関係

総肉：牛肉＋豚肉＋プロセス肉（ハム・ソーセージ、ベーコン）＋鶏肉
赤身肉：牛肉＋豚肉＋プロセス肉

Takachi R, et al. Asia Pac J Clin Nutr 20: 603, 2011.

＊ Makiuchi T, et al. Cancer Epidemiol Biomarkers Prev 29: 95, 2020.

野菜や果物には健康によく、がんのリスクを低下させそうな印象があります。

実は最近、野菜について意外な研究結果が報告されました。報告したのは、この12ヵ条を発表した国立がん研究センターの研究グループです。それによると「喫煙している、あるいは喫煙していたことがある男性が野菜をたくさん摂ると、膵臓がんのリスクが1・49倍高まる」*というのです。

野菜を多く摂ることで膵臓がんのリスクが増加する?――一般常識から考えるとすぐには受け入れがたい研究結果です。そもそもこの研究を行う前の「仮説」は、野菜や果物に含まれる抗酸化物質が、膵臓がんを引き起こすと考えられている過酸化物質を解毒し、膵臓がんの発生頻度を低くするのではないか、というものでした。しかし、まったく逆の結果が出てしまったのです。

では、野菜は危険なのでしょうか? いいえ、そうではありません。野菜をたくさん摂ると膵臓がんリスクが高まるというこの研究の結果もやはり非常に弱いものです。この論文の著者らも「野菜の摂取で膵臓がんのリスクが高まる可能性があるかもしれない」程度に述べています。

日本で行われた食品と発がんとの関連を検討した大規模な研究は表に挙げたもののほかにも数多くあります。しかしその結果はまちまちで、どの食品と発がんリスクの関連についてもまったく認められないか、関係があったとしても大変弱いものです。

＊ Yamagiwa Y, et al. Int J Cancer 144: 1858-1866, 2019.

もちろん、これらの研究結果は大変貴重なものです。いずれ、より大規模なコホート研究を行ったり、特定の食物を摂取してもらう、あるいは控えてもらうといった比較試験を行うことで、より確かな結果となることが期待されます。

34ページの表に示した研究は、すべてコホート研究です。コホート研究とは、観察対象の集団を設定して追跡し、その後どのようになっていくかを調べる研究です。食物の摂取状況は、食事摂取頻度調査票(ＦＦＱ)を用いたアンケート調査で行われることが多いです。

しかし、コホート研究の結果の解釈では交絡《こうらく》(confounding)という現象に気をつけなければなりません。たとえば、飲酒が肺がんの発生に影響するかをコホート研究で検討したとします。「飲酒量が増えると肺がんの発生率が高い」という結果が得られたとしても、飲酒が肺がんの発生の原因となっていると単純に考えてはいけないのです。

喫煙が肺がんの発症率を上げることは間違いありません。お酒を飲む人の喫煙率が飲まない人より高かったり、お酒を飲むことで居酒屋などでたばこの煙を吸い込む機会が多くなったりすると、お酒を飲む人は飲まない人よりたばこの煙の影響を受けることが多くなります。そうすると、飲酒そのものは肺がん発生にほとんど影響はないのに、肺がんの発生率が上がって見える結果となります。この場合、たばこは飲酒の交絡因子になっているといいます。

計算処理によって、交絡因子の影響を受けない本当の影響の大きさを推定することは可能です。「○○を摂取した人は△△病の発生率が高い」という研究結果を聞いたときには、交絡因子がきちんと処理されている結果なのか注意することが必要です。

肉の摂取量と魚の摂取量、緑茶の量とコーヒーの量など、交絡因子になり得るものはたくさんあります。また、交絡の排除が困難なのは食品に関する研究だけではありません。たとえば、うがいの風邪予防効果を検証する場合にも交絡が発生します。外出から帰宅後にうがいをする人は同時に手も洗うことがほとんどでしょう。ここでは手洗いがうがいの交絡因子になります。したがって、うがい単独の風邪予防効果を見ようと思ったら、ひと冬の間うがいをするときの手洗いを止めてもらわなくてはなりません。それもなかなか困難で、なにより倫理的に認められないでしょう。

がんのリスクを下げるために圧倒的に重要な禁煙

もし「これら12ヵ条にあることすべてを遵守すべきですか」、と問われたら「一つひとつの重さが違いすぎます」と答えるでしょう。守ることによってリスクがほとんど変わらないものもあれば、確実にリスクを高める項目もあります。重いもの、つまりリスクに直結する最大の項目はたばこです。

がんリスクを下げようというとき、たばこを吸わないことは大変重要で、これを守らなければほかに考えられるあらゆる努力をしても挽回は不可能です。たばこの煙は、断トツで最強の発がん物質です。現在地球上で大気中に放出することが許されている気体の中で、最も発がん性の強いものがたばこの煙です。

また、ご存じのようにたばこは吸っている本人だけではなく、周りの人の発がんリスクを高めることも問題です。副流煙や喫煙者の呼気も有害なうえに、この量未満なら安全というレベルはありません。さらに電子たばこについても、紙巻きたばこと同様に有害であるという見方が日に日に強くなっています。

私は常々講演などで「無農薬、有機農法の野菜を美味しくいただいたとしても、たばこの臭いを一呼吸嗅ぐだけですべてが水の泡になってしまうかも知れません」とお話ししています。健康を守るために、できる限りたばこの煙から遠ざかることをお勧めします。

食べ物以外の発がん物質 ―避ける必要があるの？―

日光の発がん性

「日光に当たりすぎると皮膚がんになる」という話もよく聞きます。これも間違ってはいません。紫外線を長い年月浴び続けると、紫外線が引き起こす皮膚の炎症がくり返され、皮膚がんのリスクが高くなります。「日光に当たりすぎない」といっても、どの程度が「当たりすぎ」なのかわかりません。心配性の人は、いっそのこと日なたに出るのを避けようと思うかもしれません。

では、日光を完全に避けることにメリットがあるのでしょうか。

日焼け止めを塗っても紫外線は完全にはカットされません。ですから、完全に日光を避けるのであったら海水浴やプールには行けません。屋外でのキャンプやバーベキューも控える。テニスやスキーはとんでもありません。屋外でのスポーツ観戦もできません。そんな毎日私だったらとてもつらいです。

また、日光は皮膚でビタミンDを活性化します。ビタミンDは骨の成長や骨の再生に深く関わっていますから、日に当たらなければ骨が弱くなるでしょう。

一方、日本は世界で皮膚がんが最も少ない国で、罹患率は人口10万人あたり年間3〜5人です。さらに皮膚がんの予後は大変良好で、5年相対生存率は90％を超えます。

そんなこんなで、日光を完全に避けることのデメリットは、皮膚がんのリスクを低下させるというメリットをはるかに上回るのです。空から燦々《さんさん》と降り注ぐお日様の光をことさら脅威と考える必要はないのです。

では、ビタミンDを活性化するためにどのくらい日光を浴びればよいのでしょうか。世界保健機関（WHO）は、くる病予防のためには顔と両手・両腕を、1週間に2〜3回程度、5〜15分日に当てる必要があるとしています。また骨粗鬆症財団は1日1回、木陰で夏は30分、冬は1時間くらい日に当たることを推奨しています。この程度で皮膚がんのリスクが上昇することはないでしょう。また、日傘をさしていても木陰と同じですから日光の恩恵にあずかれるのです。ありがたいですね。

もちろん日焼けのしすぎは肌のトラブルを招きます。紫外線を浴び続けることは、シミ（日光性黒子）の原因にもなります。気になる方は帽子や日傘、日焼け止めなどを適切に使用し、炎症を起こして皮膚が赤くならないように気をつけるとよいでしょう。その程度でビタミンDの合成が阻害され、問題となることはありません。

日光のほかに、自然界で受ける放射線が発がんに及ぼす影響も完全にゼロではありません。しかし、これも日光の発がん性と同様、ほとんど無視できるから大丈夫なのです。無視できるほど低いものを気にしても仕方ないのです。

酸素も発がん物質？

これまで発がん物質についていろいろと取り上げ、遠ざける必要があるかについて述べてきましたが、どうあっても遠ざけられないものがあります。実は、酸素にも発がん性があるのです。いえ、発がん性があるどころか、もともと酸素は毒物でした。

まず、生命体の歴史を振り返ってみましょう。地球ができたのはおよそ46億年前。生命体の出現は40億年ほど前ではないかと推測されています。生命体が出現したのは、原始の海の奥深い底、マグマで熱せられた水が吹き上がる熱水噴出孔の近辺であったという説があります。その周囲でアミノ酸や核酸（DNA、RNA）が作られ、生命体が生まれたと考えられています。

しかし、熱水噴出孔の付近の海水中も含め、その頃の地球には酸素がありませんでした。生命体は、噴出する熱水に含まれるメタンや硫化水素を代謝してエネルギーを得ていたと考えられます。現在でも、深海にある熱水噴出孔付近に棲息する生物は、酸素を利用していません。

やがて地球の大気中に酸素が出現し、その濃度が上昇していきます。酸素を利用しない生命体にとって、酸素は毒物でした。酸素を嫌う生命体は大気から逃げ、地中や海の奥深くに棲むことになります。人間の体内でも口から遠い大腸内に、酸素を嫌う嫌気性菌が常在菌として住み着いています。

酸素濃度が上昇するなか、核膜を持つ真核細胞はミトコンドリアを獲得しました。ミトコンドリアは、リケッチア目の細菌が真核細胞内に共生したものと考えられています。このことによって真核細胞、真核生物は極めて効率のよいエネルギー産生のシステムを獲得しました。また、その際に酸素と水素から水ができますので、真核細胞は酸素を解毒していると解釈されます。

ミトコンドリアを「獲得」したことで、真核細胞は優秀なエネルギー産生能と酸素の解毒能の双方を得ることができたのです。

ミトコンドリアの中で細胞のエネルギーとなるATP（アデノシン三リン酸）が作られる際、同時に不安定な活性酸素種（Reactive Oxygen Species、ROS）と言う物質が産生されます。スーパーオキシドや過酸化水素がそれにあたります。これらROSはたんぱく質や脂質を変性させる性質をもっていますので、毒物といえます。しかし、生体内にはそのような毒物を処理する機構が備わっているのです。

スーパーオキシドはスーパーオキシドディスムターゼ（SOD）、過酸化水素はカタラーゼといった酵素で処理されます。SODやカタラーゼは、ROSを除去することからスカベンジャー（掃除人）と呼ばれています。なお、ビタミンCやE、ポリフェノールもスカベンジャーとして働くと考えられています。

ROSを処理するシステムが備わっているとはいえ、生体はROSが及ぼす悪影響から完全に逃れることはできません。ROSは、老化や発がんに関わっていると推測されているのです。ROSによって細胞が傷つき、その修復過程で細胞ががん化する機会が増えると考えられるのです。先ほどお示しした野菜の摂取量と膵臓がんリスクとの関係を調べた研究も、膵がんの発生にROSが関与していると考えて計画・実施された研究です。

酸素には発がん性があることをお話ししても、息を吸うのを止めようと思う方がいるはずもありませんね。言うまでもなく、先ほど述べたような解毒システムが機能していますから、呼吸して酸素を取り込んでも大丈夫なのです。

グルコース（ブドウ糖）も、血液中の濃度が高いと細胞を僅かですが傷つけます。そのため、糖尿病では長い年月をかけて血液に触れる血管の内皮細胞に変化が起こり、動脈硬化症や血管の狭窄《きょうさく》・閉塞《へいそく》が進行します。

酸素もブドウ糖も、私たちが生きていくためになくてはならないものです。必要だけれど、過ぎると毒になる。そのような例は、ほかにも世の中にたくさんありますね。

食品添加物は悪者？

最近、食品添加物が悪者扱いされている記事をよく見かけます。「食べ物に本来入っていないものをわざわざ加える」行為が、怪しく感じられるのでしょう。実際、一般の人にがんの原因となると考えられるものとして1位から5位を挙げてもらうと、1位のたばこに次いで多いのが食品添加物だそうです（次ページ図）。

結論から言うと、現在日本で用いられている濃度の食品添加物は極めて安全で、食生活に潤いをもたらしているのです。それればかりではなく、食卓を危険から守り、人類の繁栄を支えているのが食品添加物であると言っても過言ではありません。

それなのに世の中には食品添加物を悪者扱い、毒物扱いする情報が氾濫しています。「食品添加物は毒」「食品添加物が入っている加工食品をたくさん食べるとがんになる」という考え方が定着してしまったように思えます。

反面、「添加物不使用」「無添加」は健康的な食品の代名詞となり、お子さんにはなるべく添加物の入っていない食べ物を、とお考えのお母さんも多いのではないでしょうか。

物事、行為には必ず功罪があります。では、食品添加物の「功」についてお話ししましょう。

食品添加物は、主として次のことを目的に食品に添加されます。

- 色や形をよくする
- 色や香りをつける
- 食べ物を長持ちさせる
- 味や舌ざわりをよくする

一般の人が考えるがんの原因となるもの

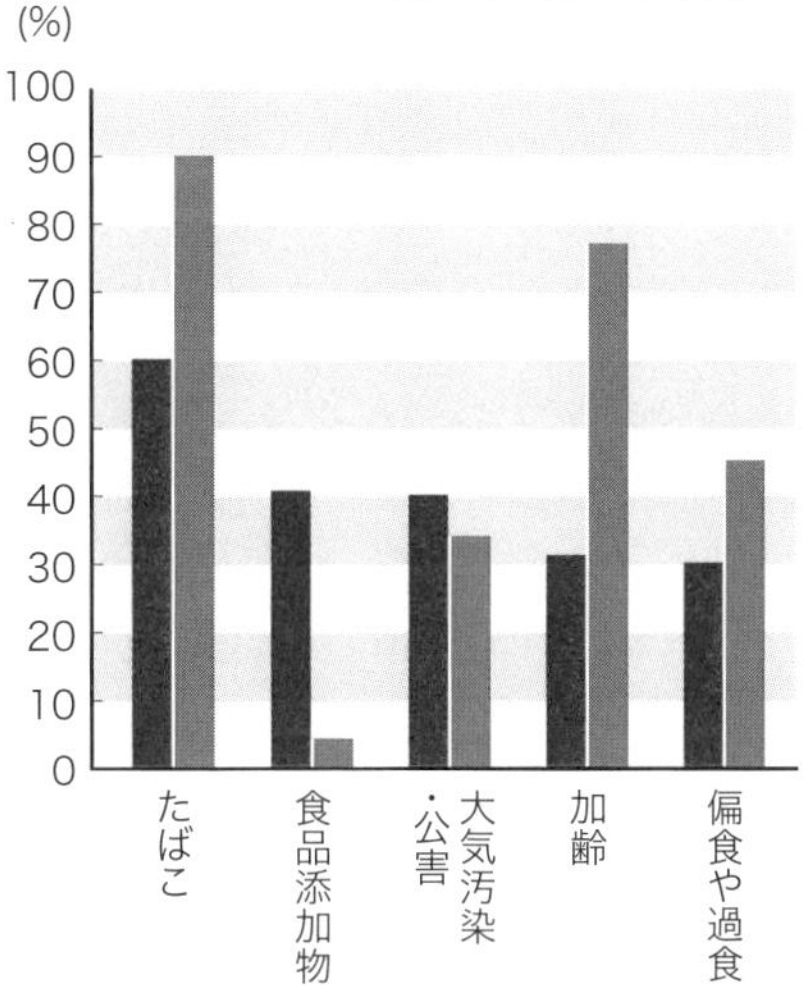

1位　たばこ

2位　食品添加物

3位　大気汚染・公害

4位　加齢

5位　偏食や過食

■ 一般消費者
■ 食品安全の専門家

「食品に係るリスク認識アンケート調査の結果
（食品安全委員会　平成27年）」

食べ物の見た目はとても大切です。おなかが空いているときに美味しそうな食べ物が運ばれてくると、体には頭から「さあ、食べるぞ。用意して」という信号が伝わります。唾液が出て胃腸が動き出し、そしてなにより幸せな気持ちになります。

運ばれてきた御馳走がローストビーフだったら、鮮やかな濃いピンク色を保つために発色剤として亜硝酸塩《あしょうさんえん》という食品添加物が使われていることがあります。発色剤である亜硝酸塩は、肉の色を鮮やかに保ちます。

ハムやソーセージの加工技術が発達したヨーロッパの内陸では、肉の加工に岩塩が使われていました。亜硝酸塩のもととなる硝酸塩は、岩塩に豊富に含まれます。

この亜硝酸塩には発色剤を超えた効能があるのです。それは毒性が強く非常に危険なボツリヌス菌に対する静菌作用です。さらに、獣の肉の臭みを独特の風味に変化させる働きがあります。亜硝酸塩を添加していないベーコンは、人によっては豚臭くて食べにくいと感じられるそうです。

海の塩が手に入らないヨーロッパの内陸で肉の加工に使われた岩塩に、肉を安全に、美しく、美味しくする亜硝酸塩に変化する硝酸塩が含まれていたことは、本当に幸運であったと思います。

ところが、亜硝酸イオンは酸性の環境下で2級アミンと反応すると発がん物質であるニトロソアミンになります。すると、酸性である胃の中で亜硝酸イオンからニトロソアミンが生成されているのではないかとの懸念が生じます。これが、亜硝酸が悪者扱いされている理由なのです。

しかしマウスを用いた実験で、亜硝酸塩と基本的な2級アミンであるジメチルアミンを摂食させても、胃内で生成されるニトロソアミンは0・8%に過ぎませんでした。[*1] 欧州食品安全委員会は、食肉製品に含まれる亜硝酸塩類に由来して体内で生成されるニトロソアミンの健康に対する懸念は低いとしています。

また、何より亜硝酸に代謝される硝酸は、野菜に豊富に含まれているのです。[*1] 野菜は窒素源に硝酸を利用するからです。そのため、日本人が食事から摂取する硝酸・亜硝酸の95%は野菜や果物由来になります。[*2] したがって、ニトロソアミンの生成を懸念してハムや

＊1 藤沼賢司　ほか．東京都健康安全研究センター研究年報 58 別刷、2007rt

＊2 伊藤裕才．臨床栄養 135、878、2019.

ソーセージを敬遠しても、野菜から硝酸を大量に摂取してしまっているのです。また当然ながら、野菜の摂取に伴う硝酸の「大量」摂取による健康被害の報告はありません。

以上より、ローストビーフやハムに添加されている「発色剤」、亜硝酸塩を懸念する必要はまったくないことをおわかりいただけたと思います。

保存料はどうなのでしょうか

食品添加物の中でも、悪印象を持たれている筆頭は保存料ではないでしょうか。食中毒の原因菌の増殖を抑えるのだから、人の身体にもよいわけがない、そんなふうに考えられても仕方ないとも思います。しかし、食の安全上、食品の洗浄と食品中の菌の増殖を抑制することは極めて重要なのです。

２０１２年８月に札幌市等で発生した食中毒事件は、腸管出血性大腸菌Ｏ１５７に汚染された白菜の浅漬けが原因で、患者数は１６９名を数え、８名もの死者を出しました。浅漬けの塩分濃度が、菌の増殖を防ぐために十分なものではなかったのです。

この件を受けて、２０１６年に厚生労働省により最終改正された漬物の衛生規範では、浅漬けの材料の詳細な殺菌・処理過程が義務付けられました。そのなかで殺菌に用いるよう定められた次亜塩素酸ナトリウムは、プールの水の消毒に使われていた「カルキ」、次亜塩素酸カルシウムの兄弟のようなもので、水に溶かすと強い殺菌作用を発揮します。これもまた怪しげな名前ですが、浅漬けの洗浄に使われる濃度は極めて低く、さらに流水で念入りにすすぎますので健康に問題はありません。

とはいえ、もし浅漬けに通常の漬物に添加される保存料であるソルビン酸が加えられていたら、O157による食中毒は発生しなかった可能性はあるな、と思ってしまいます。ソルビン酸はもともとバラ科の植物のナナカマドの果実から発見された物質で、食中毒の原因となる細菌の増殖を抑える作用（静菌作用）を持っています*。

保存料を添加する最大の目的は「食の安全を守る」ことです。そのために、保存料は食品中の細菌に対し静菌作用を発揮します。菌を殺す作用（殺菌作用）を持っているわけではありませんが、保存料は細菌数の増加を抑えることで食品の腐敗を防ぎ、食中毒のリスクを低くしているのです。保存料の効果を過信することはいけませんが、いたずらに嫌うことはかえって危険でしょう。

保存料の「功」を別の観点から見ると、食品の品質保証期間を長くして食べ物の無駄、フードロスを少なくすることが挙げられます。保存料を使わなければ品質保証期間が短くなり、廃棄される食品が増えるでしょう。保存料を使わずに食品内の細菌の増殖を防止する方法がないわけではありません。たとえば、食品のpH《ピーエイチ》を酸性に傾けても細菌が増えにくい環境になります。しかし、このようなことをすると食品の食感や味が損なわれてしまうのです。

＊ 伊藤裕才．臨床栄養 135、878、2019.

保存料は、食品の舌触りや美味しさをそのままにしながら品質保証期間を長くする働きを有するのです。

先進国では人口の減少が問題となっていますが、地球全体の人口の膨張は続いています。今後30年で現在より20億人増え、２０５０年には97億人に達するという予想があり、食糧不足も懸念されています。そこまで膨れ上がる人類の栄養をしっかり支えて食糧危機を回避することにも、保存料は貢献してくれると思います。

食品添加物はどのくらいなら安全？

このように、人類に多くの恩恵をもたらしてくれる食品添加物ですが、自然食品にも含まれている物質を含め、確かにごくわずかながら発がん性を有しています。それがどの程度であるのかお話しします。

まず、食品添加物ごとに「一日摂取許容量（ＡＤＩ）」と言う値が決められています。ＡＤＩは、人が生涯にわたり毎日摂取しても身体に影響を及ぼさない量と定義され、一般的には無毒性量の１００分の1に設定されています。

では、私たちは実際にどのくらいの食品添加物を摂取しているのでしょうか。厚生労働省は、毎年食品の一日摂取量を調査し、食品添加物の摂取量の対ＡＤＩを報告しています。

平成28年度に行われた調査では、12種類の合成着色料の1日摂取量はＡＤＩの0・03％以下、1万分の3以下でした。実に、無毒性量の100万分の3以下ということになります。

前出のソルビン酸についてみてみましょう。厚生労働省の調査では、日本人のソルビン酸の摂取量はEUなどが定めるADIのわずか0・3%でした。なお、ソルビン酸は短鎖の不飽和脂肪酸、栄養素の一種ですので、他の脂肪酸と同様エネルギー産生に利用されます。そのためアメリカでは「一般に安全と認められる物質」とされ、ADIは設定されていません。*

食品添加物の危険性を危惧する際、厚生労働省が許可している最大濃度の食品添加物が含まれていると仮定したうえで、ADIに達する食品の摂取量を算出することがあるようです。しかし日本の食品メーカーは、許可されている最大濃度を遥かに下回る量しか添加せず、それで十分な効果を得ているのです。たいしたものですね。

食品の安全を守り、食卓の彩りを鮮やかにし、人類を食糧危機から遠ざけてくれる食品添加物は、かくも安全に使われているのです。それを避けて忌み嫌うことよりも、副流煙を吸い込むだけで明らかにがんにかかる可能性が高まるたばこの煙をなんとかするほうがどれだけ重要でしょうか。

ことの軽重をしっかり見極めなければ〝無駄ながまん〟をするつまらない人生になってしまいます。

＊ 伊藤裕才．臨床栄養 135、878、2019.
伊藤裕才．臨床栄養 135、878、2019.

がんに関する都市伝説

世に流布している都市伝説

ところで世の中には、実際は何の根拠もないのに信じられていることがあります。たとえば、血液のABO型で性格が決まるという説。日本は文明国のはずなのにこれを信じている人がかなりいるということが、諸外国の人にとっては不思議なようです。

血液型というのは、血球に発現している抗原の種類、有無による分類です。ABO式血液型に加えてRh式血液型、MNSs式血液型などは医学部の授業で習います。その他にもLewis（ルイス）式血液型、Lutheran（ルセラン）式血液型など多数あり、国際輸血学会は37種類の血液型を認定しています。これらの抗原は血球以外の細胞にも発現していることがわかっていますが、輸血の際に問題となるのはABO式とRh式の血液型です。

そのため、この2つの血液型が有名です。「AB型のRhマイナス」などと表現します。臨床的に大切であるのは、輸血の際にこれらの血液型が合っていないと輸血された血球が破壊されて大変なことになるからです。

患者さんが自分の血液型を覚えていても、万が一間違っていたら大変なことになります。そのため、輸血をする際はもちろん、輸血をする可能性がある場合には必ずＡＢＯ式血液型とＲｈ式血液型を調べるのです。

話を戻しましょう。先述のように数ある血液型の中で、ＡＢＯ式血液型のみが性格に影響するというのも奇異な話ですし、だいたい人の性格が４種類に分類されるはずもありません。

とはいえ、お酒の席で血液型の話で盛り上がることもよくあります。また、私もかつて血液型の歌を十八番《おはこ》にしていました。「血液型で性格がわかる」という説は他愛もないことなので、放置でよいでしょう。ただし、くれぐれも「血液型で判断するとあの人とは相性が悪いから、お付き合いを止めよう」など

血液型には多くの種類がある

ABO 式血液型	A、B、O、AB の４型に分類
Rh 式血液型	D、E、C、c、e などの因子のうち「D」の因子がある場合「Rh（＋）」、ない場合は「Rh（－）」
MNSs 式血液型	ＳＳ、Ｓｓ、ｓｓ、SuSu の４型に分類
Lewis 式血液型	Le(a+b-),Le(a-b+),Le(a-b-) の３型に分類
Lutheran 式血液型	Lu（a+b-）、Lu（a+b+）、Lu（a-b+）、Lu（a-b-）の４型に分類

など、国際輸血学会では 37 種類の血液型を認定

とは思わないように。

このように、根拠もなく信じられていることを「都市伝説」と呼びます。都市伝説という言葉を調べてみると「口承される噂話のうち、現代発祥のもので、根拠が曖昧・不明であるもの」（大辞林・第三版）とあります。どの程度の信憑性か、根拠は何かなどはあまり問題にされないようですね。

健康や病気に関することは、人々の話題にのぼります。多くの方が関心を持っている一方で、正確な医学の情報は難しくて理解しづらいところもあります。また、言い伝えられる過程でときには脚色が加えられ、まことしやかに都市伝説化するのだと思います。

がんに関する都市伝説もたくさんあります。がんは得体の知れない怖い病気と考えられています。そんななかで耳をダンボにしているといろいろな情報が入ってきて、それを聞いた人が自分の考えを加えたりしてまた語り継いで、いつの間にか本当のことのように広まっていくのでしょう。

医学やがんに関する都市伝説であっても、患者さんに不利益が及ばない、笑って済ますことができるものであったらなんの問題もありません。しかし、それを信じることで患者さんやご家族に不利益が生じかねないものはいただけません。根拠のないことを信じてがまんや辛い思いをし、その結果がんの治療成績を損ねてしまうことすらあります。

若い人のがんは進行が速いという都市伝説

「若い人のがんは進行が速い」とまことしやかにいわれ、信じている人も多いのですが、事実ではありません。でもよくいわれている都市伝説の一つです。しかし実際は逆で、多くのがんで診断時の年齢が若いほど予後がよいことが明らかになっています。また、C型肝炎から肝硬変、肝がんに至るスピードも、高齢になってからC型肝炎に罹患する人のほうが速いことが知られています。

若いうちにがんと診断されると、周囲の注目を集めます。「可哀そうに」「まだ若いのに」などと考えていると、若い人のがんは進行が速いのではと想像し、やがてそう信じるようになるのでしょうか。また、発生頻度は高くないものの、若い方の胃がんの多くは低分化腺がんといって悪性度が高いものです。こうしたことも「若い人はがんの進行が速い」と誤解されている一因かもしれません。

ケトン食療法でがんを兵糧攻めに？

ケトン食ががんの治療に有効であるという話を耳にします。ケトン食とは糖質を大幅に減らし、その代わりに脂身の多い肉、ココナッツオイル、中鎖脂肪酸（ＭＣＴ）オイルなどによって脂質の摂取割合を増やした食事で、それを利用したものがケトン食療法です。

ヒトは主に糖質と脂質、それに余剰のアミノ酸を燃料に使います。糖質が不足すると脂肪を燃料に使う割合が増えます。糖質の不足が高度になると、肝臓で脂質由来のアセチルＣｏＡからケトン体が盛んに作られるようになります。

実際にケトン食療法で効果を認めたがん症例の報告もあるようですので、頭から否定することはできないのかも知れません。しかし、医学の世界ではしっかり組み立てられた臨床試験で有効性が証明されなければ、その治療法に市民権が与えられることはありません。また、がんに対するケトン食療法には、最近明らかにされたがん細胞の代謝に関する知見や生化学的な事実から有効性や安全性を説明できない点が多いのです。

ケトン食療法は、古くから難治性のてんか

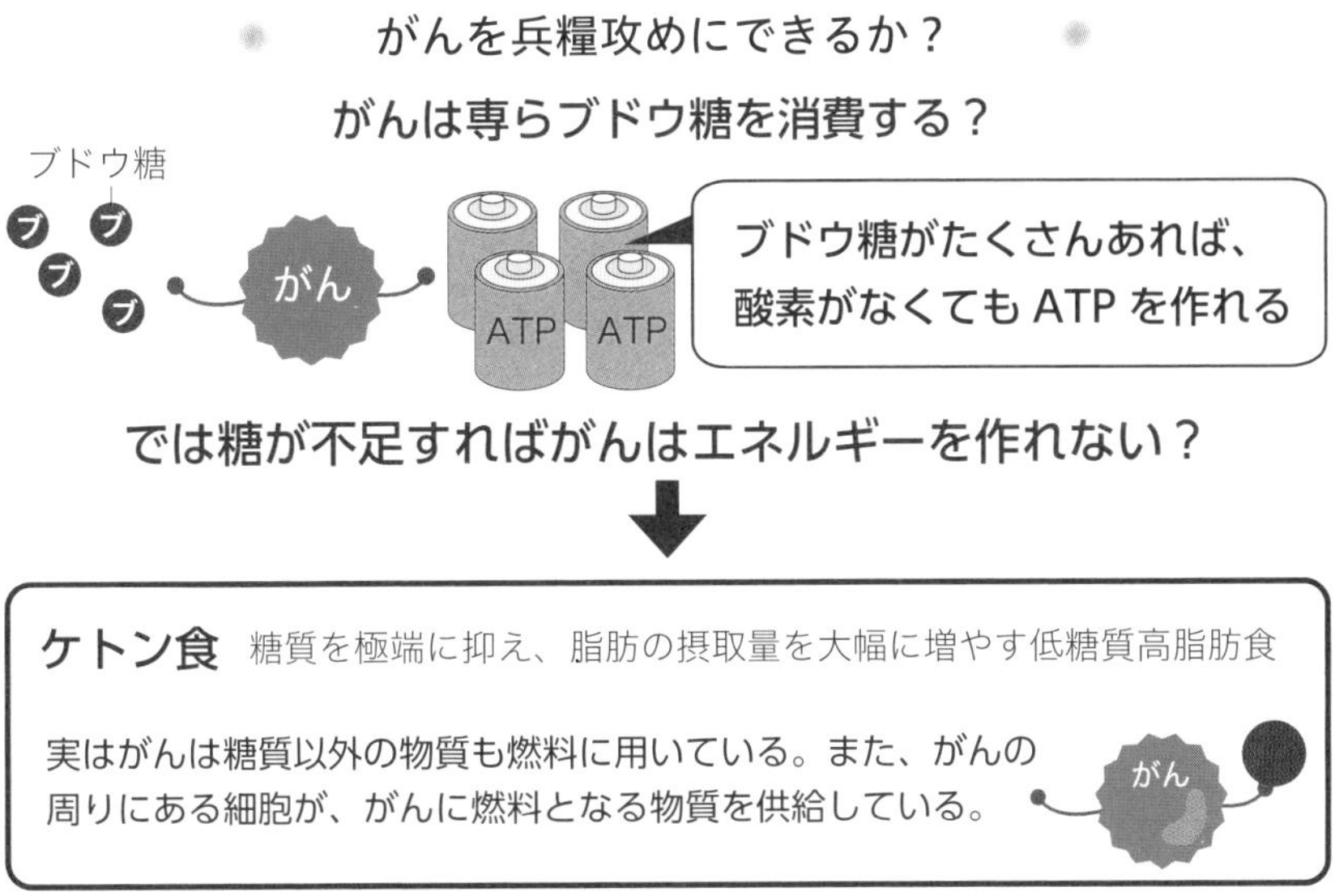
がんを兵糧攻めにできるか？
がんは専らブドウ糖を消費する？
ブドウ糖
ブ
ブ
ブ
ブ
がん
ATP
ATP
ブドウ糖がたくさんあれば、
酸素がなくても ATP を作れる
では糖が不足すればがんはエネルギーを作れない？
ケトン食　糖質を極端に抑え、脂肪の摂取量を大幅に増やす低糖質高脂肪食
実はがんは糖質以外の物質も燃料に用いている。また、がんの
周りにある細胞が、がんに燃料となる物質を供給している。
がん

んに対して試みる価値がある治療法として行われてきました。脳は特殊な臓器で、血液と脳との間には血液脳関門（blood-brain barrier、ＢＢＢ）という「障壁」があります。単糖類（ブドウ糖は単糖類）、アミノ酸などは血液から脳内へ入りますが、脂肪酸はＢＢＢを通れませんので、脳は平常時、ほぼ１００％のエネルギーをブドウ糖から作っています。グリコーゲンとして肝臓に蓄えられているブドウ糖が底をつくと、脳はＢＢＢを通過できるケトン体を燃料として利用し始めます。ケトン食によるこのような脳内のエネルギー代謝の変化が難治性のてんかんに効果を示すと推測されています。

がんに対するケトン食療法は、オットー・ワールブルク（Otto Warburg）というドイツの科学者が唱えた説に基づいたものです。

ワールブルクは、がん細胞は酸素がある環境下でも酸素を必要としない解糖系というシステムでエネルギー（ＡＴＰ）を産生していることを見出しました（ワールブルク効果[*1]）。また、正常組織の中にわずかにある、そのような酸素を必要としない細胞が集まってがんになるという説を唱えました。[*2] 解糖系は単純な代謝系でＡＴＰを産生する速度は速いのですが、効率が悪いため大量のブドウ糖を必要とします。実際、主として解糖系でＡＴＰを産生している組織（臓器）はＦＤＧ-ＰＥＴでアイソトープ（ラベルしたブドウ糖）の集積を認めます。

酸素を必要としない細胞が集まってがんになるという説は、現在では完全に否定されて

＊1 Warburg O. Science 124: 269, 1956.
＊2 Warburg O. Science 123: 309, 1956.

います。また、すべてのがん細胞が正常に機能するミトコンドリアを持ち、酸素を消費してATPを産生できることも分かっています。

一方、がんが存在する局所では、ワールブルク効果は腫瘍の進行に重要な役割を果たしていると考えられています。[*1] 60年以上前に提唱した理論がいまだ光を失っていないのは、さすがノーベル生理学・医学賞の受賞者だと思います。しかし問題は、ケトン食を続けることで、がん細胞にダメージを与えられるかです。

では、最初にケトン食療法が「有効ながん治療」であることへの疑問を列挙します。

①現在では、がん細胞の燃料は極めて多彩であることが判明している。

②ケトン食療法で摂取が許される糖質の量が少なすぎるため、生体は飢餓に陥る。

③ケトン体からエネルギー（ATP）を産生する際にも糖質の助けが必要である。

まず、①の「がん細胞の燃料は極めて多彩である」から説明します。

前立腺がんは他の腫瘍と比較してブドウ糖の取り込みが低く、主に脂肪酸の燃焼でエネルギーを得ています。[*2] 脂肪細胞の中性脂肪が卵巣がんのミトコンドリアに燃料としての脂肪酸を提供することで、卵巣がんの転移を引き起こすことも報告されています。[*3] さらに、神経膠芽腫《こうがしゅ》は酢酸を燃料に用いていることもわかりました。[*4]

極めつけは、がん細胞を取り巻く間質に存在する線維芽細胞が、がん細胞に燃料となる乳酸やケトン体、アミノ酸などを供給していることです。[*5] 間質中の線維芽細胞は、あたか

＊1 Vaupel,P et al. Int J Radiat Biol 95: 912, 2019.
＊2 Liu Y, et al. Anticancer Res 30: 369-74, 2010.
＊3 Nieman KM, KennyHR, et al. Nat Med 17: 1498-503, 2011.
＊4 Mashimo T, et al. Cell 159: 1603-14, 2014.
＊5 Martinez-Outshoorn UE, et al. Semin Cancer Biol 25:47-60, 2014.

も相撲のタニマチのように、がん細胞のためにせっせと燃料を作って貢いでいるのです。このような事実から、ケトン食療法でがんを「兵糧攻め」にすることはとうてい不可能であると考えられます。

ただし、脳腫瘍は先ほどお話ししましたBBBという障壁の中で専らブドウ糖を代謝していますので、ケトン食療法によるブドウ糖の欠乏によってダメージを受ける可能性はあります[*1]。

次に、②の「ケトン食療法で摂取が許される糖質の量が少なすぎるため、生体が飢餓に陥る」を説明します。

たとえば、最も糖質制限が緩やかなセミケトジェニックケトン食療法でも1日の糖質の投与量は80g以下に制限されます。最も制限がきついスーパーケトジェニックケトン食療法では糖質は1日20g以下となります[*2]。

これでは糖質が圧倒的に不足しますから、生体のエネルギー代謝は大きく乱れます。難治性のてんかんのような深刻な病態を改善させるためであったら容認されると思いますが、果たしてがんの患者さんに何日も、あるいは何週間も施行してよい治療なのでしょうか。

1日の糖質(ブドウ糖)を80g以下に制限したら、肝臓に蓄えられているブドウ糖の備蓄はみるみる減少し、3日目には底をつきます。いわゆる「飢餓」に陥り、その後は不足

＊1 Woolf EC, et al. Front Mol Neurosci 9: 122, 2016
＊2 川口喜美子. 外科と代謝・栄養 53: 225, 2019.

した糖質を供給するため大事な骨格筋を分解しなければならなくなるのです。

人間の身体はがん細胞ほど融通がきかないので、飢餓に陥った後も脳や赤血球はブドウ糖を燃やし続けます。平常時のヒトは、脳だけで1日に100gのブドウ糖を消費しています。飢餓に陥ると脳はブドウ糖の消費量を徐々に減らしますが、飢餓が40日続いても6割程度減るだけです。* さらに、人間の体を形作る60兆個の細胞のうち25兆個を占める赤血球はミトコンドリアを持っていないため、どんな状況下でもブドウ糖を利用する解糖系でしかATPを作ることはできません。また、脂肪酸を主な燃料に用いる骨格筋や心筋も、脂肪酸を燃やすためにはブドウ糖の助けが必要です。これらを合わせると、最低でも1日130〜160g、エネルギーにして520〜640㎉のブドウ糖が必要です。

後ほどお話ししますが、骨格筋はがん患者さんにとって大変大切なものです。骨格筋量を維持すること、さらには増やすことが、がんの治療を安全・確実に受け、かつ良好な予後を得ることに繋がるのです。飢餓は骨格筋の崩壊を起こしますので、がん患者さんにとって最も避けなくてはならない状態といえるでしょう。

なおケトン食療法では、たんぱく質は1.6〜2.0g／日と多めに摂ることが勧められています。しかし、糖質の不足をアミノ酸から合成されるブドウ糖で補うにはまったく足りません。この倍以上の量が必要です。さらに、脂質の摂りすぎで下痢をきたす可能性も高いでしょう。脂質は糖質やたんぱく質と比較して難消化性・難吸収性で、過剰に摂取すると便

＊ Berg JM、ほか. ストライヤー生化学　第8版. 入村達郎、ほか　監訳. 東京化学同人、東京、766、2018.

の中に大量に排泄されるのです。ちなみに、脂肪をたくさん含む便、脂肪便はトイレの水に浮きます。

骨格筋が多少減っても体が不自由にならない若者であれば、短期間ならケトン食療法を受けても大丈夫かもしれません。それでも、1週間以上続けたら足腰が弱るなどの悪影響が出るでしょう。このような体によいわけがない食事に耐えて耐え抜いて頑張っても、がんにとっては痛くもかゆくもないのですから残念な話です。

最後に③の「ケトン体からエネルギー（ＡＴＰ）を産生する際にも糖質の助けが必要である」を説明します。

ケトン体が燃えてＡＴＰが産生されるためには、ミトコンドリアの中にあるＴＣＡサイクルと言う代謝系に入らなくてはなりません。アセチルＣｏＡから作られたケトン体は、再びアセチルＣｏＡに代謝されるのです。糖質や脂質、アミノ酸がＴＣＡサイクルに入るのと同じ経路です。また、その際にはアセチルＣｏＡと同じ分子数のオキサロ酢酸が必要です。このオキサロ酢酸の主な供給源は糖質ですので、結局ケトン体の燃焼にも糖質が必要なのです。糖質を極端に制限したら、ケトン体の燃焼に必要なオキサロ酢酸を得るために骨格筋が分解され、糖原性アミノ酸が利用されることになるのです（次ページ図）。

最後にもう一つ。末期のがんの患者さんはほぼ例外なく極端な低栄養状態になります。そのような状態でも進行するがんが「兵糧攻め」で弱るわけがありません。

ケトン食療法も含め、効果が定かでないがんの食事療法には患者さんの栄養状態を悪化させるものが多々あります。極端な食事によって、闘病生活の彩りである食の楽しみが奪われてしまうことも大きな問題です。

がん患者さんは、もし食欲があって食べたいと思うのなら、なんでも好きなものを食べてください。ステーキでもカツ丼でも、お寿司でもなんでもOKです。食事を存分に楽しむほうが、必ず治療によい効果をもたらします。

栄養を摂るとがんが大きくなる？

ケトン食療法に通じるものがありますが、「栄養を摂るとがんが大きくなる」というのも、かなり真剣に信じられている都市伝説だと思います。がんも生き物だから、摂った栄

TCA サイクル

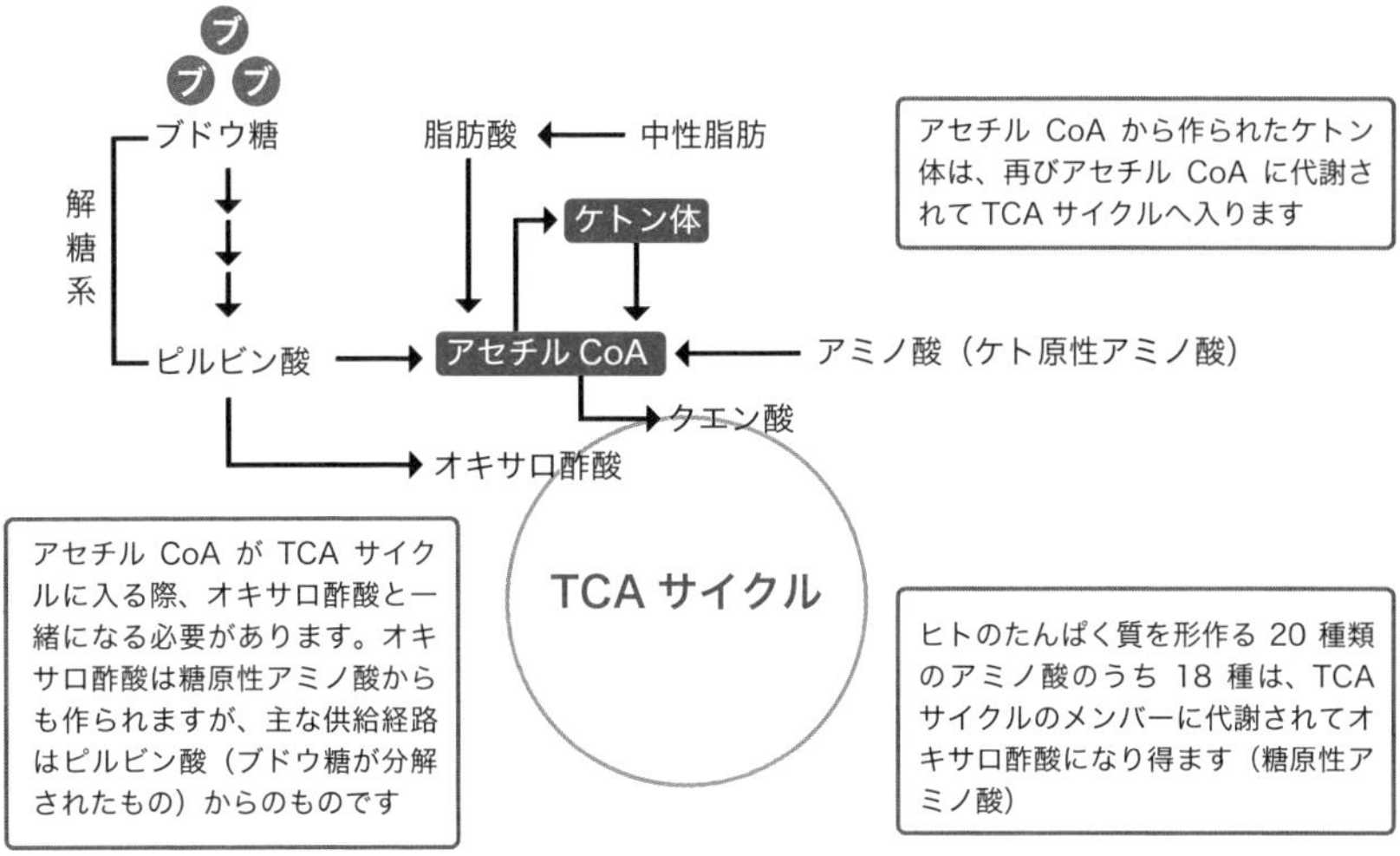

ブ
ブ
ブ
ブドウ糖
解糖系
ピルビン酸
脂肪酸
中性脂肪
ケトン体
アセチル CoA
アミノ酸（ケト原性アミノ酸）
クエン酸
オキサロ酢酸
TCA サイクル
アセチル CoA から作られたケトン体は、再びアセチル CoA に代謝されて TCA サイクルへ入ります
アセチル CoA が TCA サイクルに入る際、オキサロ酢酸と一緒になる必要があります。オキサロ酢酸は糖原性アミノ酸からも作られますが、主な供給経路はピルビン酸（ブドウ糖が分解されたもの）からのものです
ヒトのたんぱく質を形作る 20 種類のアミノ酸のうち 18 種は、TCA サイクルのメンバーに代謝されてオキサロ酢酸になり得ます（糖原性アミノ酸）

養ががんに回ってそれを元気にしてしまわないか、確かに思いつきそうな考えです。しかし、これにもまったく根拠がありません。

先にお話ししましたように、がんは宿主の栄養状態とは関係なく、さまざまな栄養を勝手に取り込んでいます。がん患者さんはできるだけ栄養を摂って、免疫能を高めるべきなのです。

水を飲みたい、食べたいという欲求について考えてみましょう。人間も動物です。汗をかいて脱水になりかけるとのどが渇き、胃が空っぽになって肝臓に蓄えられたブドウ糖が減り、血糖値が下がると空腹感が出現する。そのほかのさまざまな欲求も、ほとんどが体を守るという目的を達成するために理に叶ったものなのです。これらの欲求は、自分の身体を守るための優先順位、種を守るための優先順位が高いほど強くなる傾向にあります。

がん患者さんには十分な栄養が必要です。安心して、食べたいものを食べ続けてください。がんにかかった方は、安全に治療を受けるためにも、また完治するためにも栄養状態をよりよく保つべきです。安心して食べたいものを食べ続けてください。

ただし、投薬中に摂取してはいけない食べ物もあります。たとえば、グレープフルーツのような大きな柑橘《かんきつ》類です。肝臓における抗がん剤の解毒・排泄を妨げる物質が含まれているため、抗がん剤の血中濃度を上昇させて副作用を強める可能性があります。薬を飲んでいらっしゃる方は、主治医にお尋ねください。

がまんは有害

もともと、日本人にはがまんすること、節制することが体によいと思っている人が多いように思います。病気なのに、がまんして薬を飲まない方もいらっしゃるほどです。

夜眠れないと言う患者さんで、睡眠導入薬（いわゆる睡眠薬）を処方されても「なるべく飲まないようにしている」方は珍しくありません。便秘に対して処方した緩下剤（穏やかな下剤）についても「癖になると困るから、どうしても便が出ないときにしか飲まないようにしている」という方もしばしばです。

そもそも薬というものは、その薬理作用のメリットが副作用のデメリットを大きく上回って飲む方に利益をもたらすから処方されているのです。

がん患者さんに限らず、QOLを下げてしまう大きな要因が痛みです。さまざまな要因で引き起こされる痛みは、薬でかなりコントロールできます。ところが「痛み止めは治りを遅らせる」「痛み止めは体に悪い」といった思い込みから、痛み止めを使わない人がいます。

これらも、根強く残っている都市伝説の一つでしょう。とくに、このように考えるのは高齢の方に多いように思います。しかし、そのようなことはありません。痛みをがまんすることで病気が早く治ることもありません。むしろ、体が痛みを感じることでさまざまな悪い反応が起こります。

痛みは、生体にとって重要な危険信号です。「身体が攻撃されている」ことを脳が察知する情報なのです。たとえば、棘《とげ》に触ると痛いと感じ、反射的に手を引っ込めますね。この反応は痛みのシグナルが脳に達する前に起こり、けがを最小限度に留めてくれるのです。痛みは、さまざまなシステムで危機から脱する、あるいは危険を回避するために必要な感覚なのです。ただし医療の世界では、痛みは余計な反応を惹起《じゃっき》する邪魔者にほかなりません。

強い痛みが脳に伝わると、脳は身体が非常事態にあると解釈します。そして脳から発令される命令によって、さまざまな生体反応が引き起こされます。わかりやすく言うと、警報が発令されて闘いに備えるとともに、いろいろなものが供出される状態となるのです。具体的には心拍数が上がる、血管が収縮する、瞳孔が開く、体たんぱくが分解されてアミノ酸が供給される、肝臓からブドウ糖が動員される、体脂肪が分解されて燃料に利用される、尿量が減少する、などなどです。

外科手術は身体にとって非常事態ですので、手術侵襲に対する生体反応の一環で骨格筋を中心に体たんぱくの崩壊（分解）が進みます。その際に、脊髄の痛みを感じる神経に麻酔薬の持続的な注入を行って脳に伝わる痛みの信号をブロックすると、体のたんぱくの分解が抑制されます。痛みを適切に和らげることは、身体に大変よい影響を及ぼすのです。

がまんせず、主治医から処方された痛み止めや睡眠薬、緩下剤などは安心して服用してください。また効き目については、たとえば「便は2日に1回ほどしか出なく、排便後もすっきりしないですね」とか「この水薬は20滴だと翌日に何回も便が出てしまい、15滴にすると排便がない日があります」などと具体的に告げてください。薬を変更すると、合ったものが見つかることがあります。もちろん、不要になった薬については遠慮なく「もう要らないです」と教えてください。

情報の玉石混交

最近話題のがん免疫療法を例に挙げ、情報の「玉石混交」について考えてみましょう。

京都大学の本庶佑《ほんじょたすく》先生が2018年のノーベル医学賞を受賞された研究から生まれた免疫チェックポイント阻害薬は、本当に画期的ながん治療薬です。それまでは、がんを直接攻撃する治療法しか有効性が認められていませんでした。がんを取り去る手術療法も抗がん剤を投与する化学療法も、放射線療法も全てがんを攻撃する治療法です。

それに対し免疫チェックポイント阻害薬は、免疫細胞の攻撃から身を守るためにがん細胞が張った「バリヤー」を取り去ります。がん細胞を攻撃する治療法ではなく、防御を解かせる治療法なのです。

同じ免疫療法でも、これまでのものは全てがんに対する攻撃を強めることを図っていました。がんワクチンや樹状細胞を用いた免疫細胞治療などです。動物実験で効果が認められてもヒトでは有効性が証明できなかったのは、この免疫チェックポイント、すなわちがんによる免疫学的なバリヤーがあったことも一因と考えられます。

その一方で、巷にはほとんど迷信に近い根拠のない「がん免疫療法」も出回っています。まったくの想像、作り話と思われるものもあれば、サルノコシカケというキノコの一種の成分ががんの発育を防いだという動物実験の結果に派生し、それに尾ひれが付いたものもあります。

がん治療に新たな展開をもたらした免疫チェックポイント阻害薬とこれら「民間療法的な免疫療法」。医学の世界では、これらを比較して論ずることなどあり得ません。とても同じレベルで論じることはできないのですが、「あのノーベル賞で有名な免疫療法」などと紛らわしい宣伝文句で惑わされると、区別しにくくなります。

玉石混交状態の玉だけ選び取ることは非常に難しく、紛《まが》い物の「免疫療法」に市民権が与えられる結果を招きかねません。

このように、本物と偽物を並べて書く（置く）ことで偽物を本物らしく見せるという手法は、医学の分野以外でもよくあることではないでしょうか。

心のオアシスにも

科学的な根拠がなければすべて悪かというとそうでもありません。

最近では絶滅が危惧され値段が高くなったこともあり、かつてほどではなくなりましたが、土用の丑《うし》の日に「夏バテを乗り切るために」と、うなぎを食べる人も多いです。

しかし、うなぎを食べた翌日に「うん。うなぎの効果は抜群だ」と思った方はどれほどいらっしゃるでしょうか。うなぎには各種のビタミンやＥＰＡ、ＤＨＡなどが豊富に含まれているといわれます。しかし、もともと人間の体内にはビタミン類はたっぷりと蓄えられているのです。ＥＰＡやＤＨＡに変換されるω《オメガ》３系多価不飽和脂肪酸という脂肪酸も、体脂肪にたくさん組み込まれています。したがって、体内のこれらの量が１回の食事によって変化することはほとんどないのです。

とはいえ「日頃頑張っているから、その自分へのご褒美にうな重！」は、大いに結構です。私も30歳代の後半から40歳代にかけては、手術が続いた時や学会の準備のめどが立った時などに後輩を引き連れて「ご苦労さん！　焼肉でスタミナつけよう!!」と大学病院の近くの焼肉屋へ行ったものです。それでスタミナは付かなくても、それ以上の絆が得られたと思っています。

丑の日のうなぎもご苦労さん会の焼肉も、仕事に追われる日々の中に、ある意味「オアシス」のような心の安らぎをもたらしてくれるものだと思います。そう考えると、癒されているのは体ではなくて心なのでしょう。

箱根の大涌谷《おおわくだに》の名物である黒たまごは、一つ食べると7年寿命が伸びるといいます。10個食べると70年の計算ですね。でも、それを本気にして黒たまごを10個食べる人はいないと思います。誇大広告と怒る人も、まずいないでしょう。寿命が延びることはないとわかっていながら「ありがたい、ありがたい」と楽しんでいるのです。

私も、大涌谷を訪れたら必ず並んで黒たまごを買い求めて食べます。それで、大涌谷へ来た目的の半分を達成できたと喜びます。これもまた、心を潤すささやかなオアシスのようなものですね。

Part 2

骨格筋が幸せを増やす

がん患者の体重減少

医学的に見た幸せとは?

「お医者さんの役目は病気やけがを治すこと」と考えている方はけっこういらっしゃると思います。それはそれで半分当たっているのですが、医学・医療に与えられた責務は「国民の健康の維持・増進」です。

健康であるとはどういうことなのか。WHO(World Health Organization、世界保健機関)憲章には「健康とは、肉体的、精神的及び社会的に完全に良好な状態であり、単に疾病又は病弱の存在しないことではない。」と謳われています。病気やけがから治った状態は、肉体的に良好な状態であることの、そのまた一部でしかないのです。また肉体的、精神的、社会的に満たされていれば、人はとても幸せです。つまり、医学・医療の責務は人の幸せを守ること、人を幸せにすることといってよいでしょう。

QOL(Quality of life、人生の質)という言葉を耳にされたことがあると思います。私が医師になった頃は、医師は病気を治すことに専念する傾向がありました。乱暴な言い方をすれば「胃を切除して胃がんが治るのだから、体重が減るくらい仕方ない」と考える医師が多かったと思います。

その後1980年代の後半から、患者さんのQOLに目が向けられるようになりました。しかし、当初は「QOL」という語句の使い方に混乱もあったと思います。手術の傷が小さいことや術後の入院期間が短いことで「良好なQOLが得られた」とする発表が散見されました。しかしこれは誤りです。QOLというのはその人の健康度・幸せ度を示すものなので、医療側が軽々に判断・評価すべきことではないのです。人の幸せは、ご自身が評価するものなのです。

QOLを構成する要素のなかで医療が直接患者さんに提供できるものは「肉体的に良好な状態」と「精神的に良好な状態」でしょう。

がんと診断されただけでも患者さんやご家族は強いストレスを感じます。精神状態を良好にするためには、がんは決して珍しい病気ではなく一昔前と比べても治癒する率が高くなっていること、私たちは最善の治療を施すこと、もとどおりの生活を送れる可能性が高いことなどを知っていただくのは重要です。これらはすべて真実なので、丁寧に説明して理解していただけると、患者さんやご家族は徐々に安心できるようになります。安心することは「精神的に良好な状態」を維持するためにとても大切ですね。

人間の幸福度、QOLに最も大きく影響する要素は「肉体的に良好な状態」です。思うように、安全に体を動かすことができる、当たり前のことが当たり前のようにできる、これらは大変幸せなことです。

一時的に風邪をひいたりお腹をこわしたりしても、肉体的に良好な状態が損なわれます。治るまでは憂鬱で、仕事や趣味、外出などが制限されるため「精神的に良好な状態」、「社会的に良好な状態」が損なわれます。肉体的に良好な状態は、人のQOLに関係するほかの要素にも影響を及ぼすのです。

肉体的に良好な状態を保つうえで、病気を治すことが大切であることは言うまでもありません。しかし、病気が治っても体が不自由な状態が長引けば、肉体的に良好な状態からかけ離れ、QOLは大きく損なわれます。これは、がん以外の病気でも同じです。

医療行為にも費用がかかりますので、かかる費用の効率性、有効性を評価するさまざまな分析法があります。一般的なのは費用効果分析で、たとえばある病気の患者さんの寿命を1年延ばすこと（延命効果）にかかる費用を算出し、さまざまな治療法で比較します。わかりやすい、一般的な方法です。しかし、費用効果分析では患者さんの健康度・幸福度、すなわちQOLは加味されません。

一方、効果にQOLを加味した評価法に費用効用分析があります。効果を効用値の重みで調整して評価する分析法で、医療経済学では効用値にQOLを用います。効用値は完全な健康状態が1、死亡がゼロです。治療を受けてQOLが損なわれれば、その分効用の評価は低くなります。厳しいようですが、医療の責務は国民の健康、幸せを守ることですから、費用をかけて行う以上は明らかな効用を示さなければなりません。換言すれば、患者さんのＱＯＬを高く保つことは医療行為の価値を高めることになるのです。

また、時間得失法（Time trade-off）という評価法があります。ある生存期間をまったく健康な生存期間に置き換えたらどのくらいになるかを患者さんに評価してもらうのです。このように、生存期間をＱＯＬで補正したものが質調整生存年（quality adjusted life years：ＱＡＬＹｓ）です。簡単に言うと、ＱＡＬＹｓとはある生存期間を完全な健康状態で過ごした年数に換算したものです。１ＱＡＬＹは、完全に健康な1年間の生存に相当するのです。

ＱＡＬＹｓを用いれば、手術や化学療法、放射線療法など異なった治療法の効用を同じ

ＱＯＬと医療行為の価値

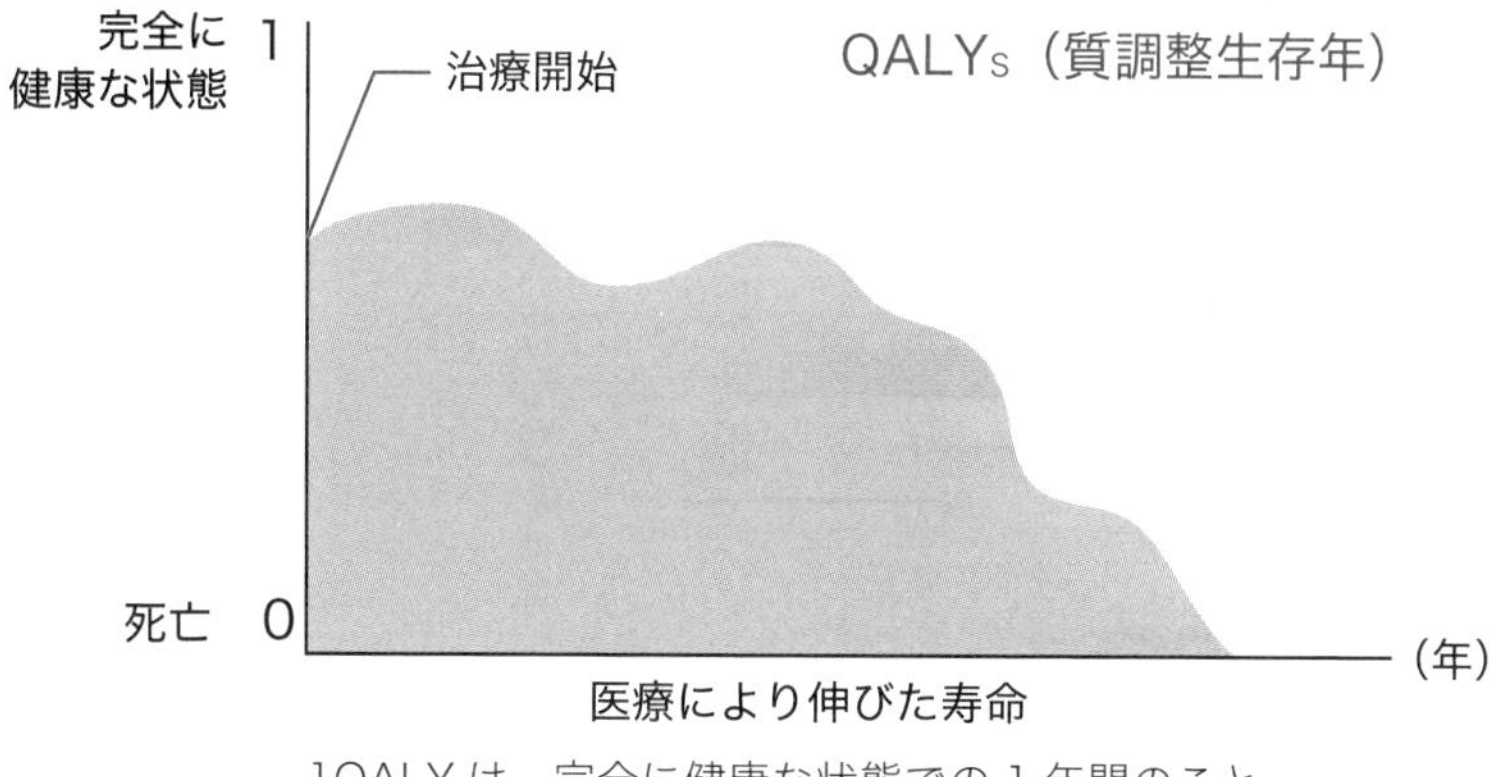

1QALY は、完全に健康な状態での 1 年間のこと。
医療の効果を■部分の面積で「生きている価値」を評価する。

土俵で比較することができます。

なお、患者さんのQOLと私たち医師が感じているQOLは、しばしば大きく異なります。たとえば、抗がん剤の副作用に対する処置で通院が頻回になり、さぞかしご不自由、ご苦労だろうとお聞きすると「最善の治療を受けているのですから、限りなく100％に近く幸せです」とおっしゃる方もいます。

イギリス国立医療技術評価機構（NICE）では、1QALYを追加するのに必要である医療費の上乗せが2〜3万ポンド（健康余命を1年延ばすのに必要な追加費用が約270〜400万円）以上かかる医療行為は推奨しないことにしています。たとえば、3万ポンドかけて抗がん剤の治療を行って延命できたものの、すっかり弱ってしまったために好きなゴルフができず趣味の旅行にも行けない。その結果「生きている価値は半分になった」と評価されたら、1QALYを得るためには2年間生存期間を延ばさなければならないのです。ですからイギリスでは、日本で使用されている高額な抗がん剤のいくつかの使用が推奨されていません。

このような方法には賛否両論がありますが、増大し続ける医療費にどこかで歯止めをかけなければならないという実情もあります。そして、この考え方は医療費を抑制するだけではなく、治療によって延命さえすれば医療者が責務を果たしたといえるわけではないことも意味しています。

では、病気やけがの治療において良好なＱＯＬを保つには、何が必要なのでしょうか。一番大切なのは身体機能の維持です。身体を思うように動かせること。転ばずに歩けること。自分でお風呂に入って着替えができること。買い物や銀行に行けること。さらには、家族や友人などと趣味を楽しめること。病気やけがをする前にはなんとも思わずにできていたこれらのことが、もしできなくなったらどうでしょうか。したがって、もと通りの、前と同じ生活ができるまで回復することが極めて重要なのです。そして、身体機能を低下させないため、あるいはもし低下したら回復させるために大切なのは適切な栄養の摂取による体重の維持と運動なのです。

当たり前のことができなくなると

私は、十数年前に突然左の橈骨神経麻痺《とうこつしんけいまひ》になりました。寝ている間にベッドの角で左の上腕を圧迫したためです。左手の手首から先が持ち上がらなくなりました。夜にトイレに起きたとき、ドアノブに手がかからなかったので気づいたのですが、いやはや驚きました。

この病気は、俗に「ハネムーン麻痺」「ハネムーン症候群」と呼ばれる神経麻痺です。カップルがする腕枕で橈骨神経が圧迫され、麻痺をきたすことが語源です。

俗称はともかく、片方の手の、しかも手首の先が上がらないだけなのに、なんと不自由であったことか。発症してすぐに講演に出かけたのですが、散々苦労しました。電車の荷物棚にバッグをうまく乗せられないですし、座席の前のポケットに新聞を入れるような、なんでもないことすらできないのです。

また、手首に力を入れたときに、手首をまっすぐに保つことができませんでした。手術の手袋をはめようとしても、手首が曲がってしまってできません。困りつつも、手首を曲げる筋肉群と伸ばす筋肉群の協調的な収縮はたいしたものだと感心したものです。

片手だけなら普段の半分くらいのことはできるのでは、と思うかもしれませんが、そんなことはありませんでした。手でできることが4分の1になったような気がしました。一時的なこととはいえ、それまで当然できると思っていた体の機能を失ったことで、身体機能に不自由がある方の苦労が、身に沁みました。病気さえ治せば、命さえ助ければでは、いけないのです。身体機能ももとに戻して、初めて病気を治したといえるのです。

初期のがんは症状が少ない

早期のがんはほとんど無症状です。早期食道がんでは食べ物を飲み込んだときに痛みや沁《し》みる感じがすることがあります。しかし基本的に早期のがんは自覚症状がほとんどありません。そのため、定期的な健診、検査が必要となります。

食道がんがより進行すると食べ物のつかえを感じ、やがて食道が詰まり、食べ物を吐き出すなどの症状があらわれます。がんは早期のほうが治療しやすく、患者さんの負担も少ないです。いつもと違ってこのような症状を自覚したら、すぐに消化器専門の診療所、クリニックを受診してください。

がんが食べ物や便の通りを悪くするのは進行した胃がん、大腸がんでしばしば見られる現象です。その場合、腸閉塞《ちょうへいそく》の症状、すなわち腹部膨満感《ふくぶぼうまんかん》や嘔吐が出現します。胃の出口が狭くなる、あるいは閉塞すると、胃の中のものを嘔吐します。大腸がんによって大腸が閉塞すると便がせき止められて口側の消化管が拡張し、やはり嘔吐をきたします。閉塞部位の口側の腸管に穴が開くこともあります。

がんからの出血による貧血は、胃がんや大腸がんによく見られる症状です。血液を少々失っても骨髄で新しい赤血球が造られますが、そのスピードを上回って出血が続くと補充が追い付かず、血液が薄くなって貧血となるのです。

血球の大半を占める赤血球には、酸素を運ぶ大切な役目を担ったヘモグロビンというたんぱく質が含まれています。ヘモグロビンには鉄が組み込まれており、そこに酸素が結合して運搬されるのです。なお、体の中の最も大きな鉄分のプールは赤血球内のヘモグロビンで、70%の鉄はヘモグロビンに組み込まれて存在し、25%は肝臓内に貯蔵されています。

出血で少なくなった赤血球を補う際には、ヘモグロビンの材料として鉄が使われます。食物から吸収される鉄分を上回る鉄が使われれば、肝臓に蓄えられている鉄が減っていくことになります。やがて、鉄欠乏に陥って十分なヘモグロビンを作ることができなくなると、出血が緩徐《かんじょ》であっても材料不足から赤血球の補充に支障をきたします。その結果、赤血球一つひとつが小さくなって、血液も薄くなる鉄欠乏性貧血（小球性貧血）に陥るのです。

鉄は塩分やカリウム、カルシウム、リンなどのほかの電解質と異なり、体の外へ積極的に排泄されるシステムを持ちません。鉄欠乏に陥る原因は、出血か吸収障害、あるいは摂取不足なのです。患者さんに鉄欠乏性貧血を見たら、まず胃や大腸から出血している可能性があると考え、消化管の内視鏡検査を施行します。

なお、大腸がんからの出血は緩徐なことも多く、貧血がゆっくり進むため血液が相当薄くなっても軽度の息切れ程度の症状しか見られないこともあります。その代わりに、周り

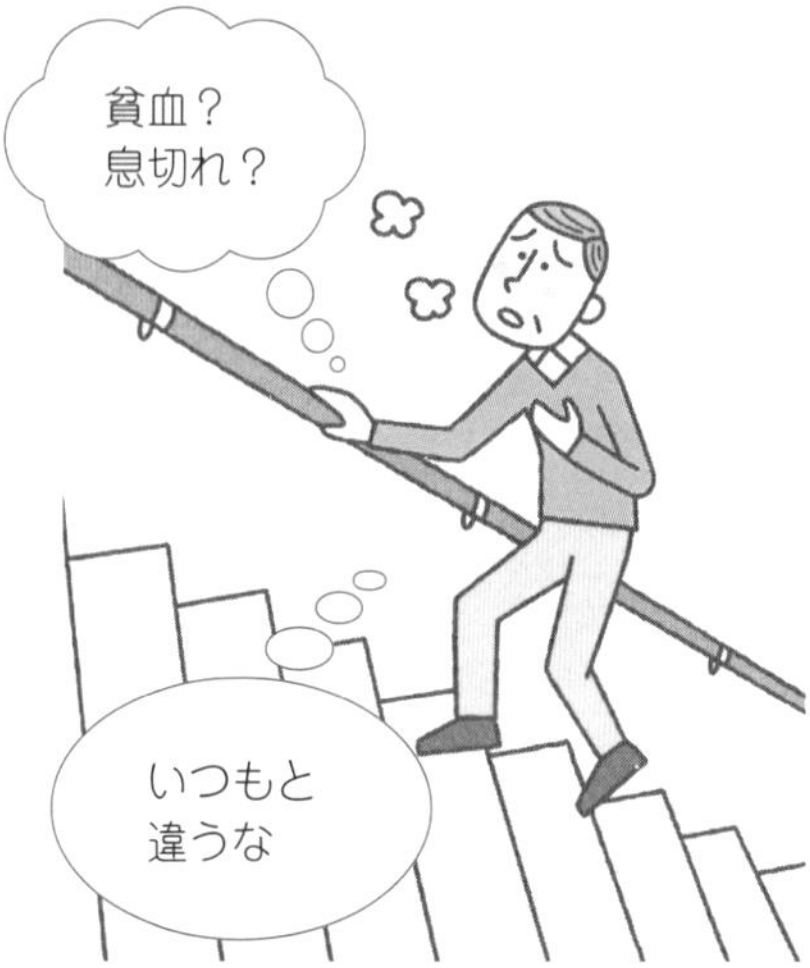

**早期のがんは症状がなく
進行すると症状が現れる…**

- **がんは初期には自覚症状は少ない**
- **定期的な検診で早期発見が大切**
- **いつもと違う、異常を感じたらなるべく早めに受診を**

の人から顔色の悪さを指摘されて初めて異常に気がつくこともあります。「このごろ顔色が悪いね。疲れているんじゃない」などと複数の人に言われるようになったら要注意です。また、糖尿病の発症・進行や黄疸《おうだん》は膵臓がんに見られる症状です。初発の糖尿病、すなわち初めて糖尿病と診断された場合、私たちは患者さんが膵臓がんを合併していないか腹部の超音波検査などで確認します。なお、膵臓がんは背中の方にある神経に浸潤しやすいため、しばしば頑固な背部痛をきたします。

いずれにしても、がんが症状を表すのは進行がんになってからがほとんどです。日ごろから必ず検診を受けて、無症状のうちにがんを見つけることが大切です。

これも私の経験ですが、どうしてこんなにがんが進行するまで医療機関を受診しなかったのだろうという患者さんに「これまで医者にかかったことがない」という方が少なくありません。症状があるのに医院・病院を受診しなかったため、発見が遅くなったのではないでしょうか。病気にかからない人間はいないのですから、手遅れにならないよう早い時期の受診をお願いします。

体重の減少とがんの治療

がん種別の体重減少とＱＯＬの関係を調べた研究から、食道がん、胃がん、膵臓がん、大腸がんの患者さんで、体重が減少した人は体重が減少しなかった人に比べてＱＯＬスコアが低いことが判明しました（次ページ図）。体重が減少した患者さんは、体重減少を認めなかった患者さんと比較して、がんの種類にかかわらず幸せを感じることができないことになります。先にお話ししましたように、体重が減少すると、せっかく受けたがん治療の価値が低下してしまうのです。

また、がん化学療法中の体重減少については、まだまだ認識や対策が不十分です。がん化学療法の副作用を記載する際の約束ごとである「有害事象共通用語規準 v5・0（CTCAE v5.0）」では、患者さんの体重が化学療法のためにベースライン（化学療法開始前）から5％以上10％未満減少した場合、グレード1としています。このグレード1とは「臨床的に問題ない」と判断される程度なのです。

胃がんの手術後には、体重の減少がほぼ必発です。術後の化学療法が始まるまでに術前と比較して10％以上体重が減る人も珍しくありません。術前の体重が60kgの方が10％減ったら54kgですね。そこから化学療法でさらに4kg減って50kgとなっても、化学療法開始前の54kgから4kg（7.4％）減っただけですのでグレード1と評価されるのです。

しかし、もともと体重60kgであった人が50kgまで減ったら大変なことです。手術後早期には体脂肪より骨格筋が減りますので、身体機能の低下は必発です。さらに、胃がん患者さんの体重が術前と比較して15％以上減少すると、術後に行う補助化学療法を完遂できない症例が増えることが報告されています。* 化学療法を続けられないため、そのような症例

＊ Aoyama T, Ann Surg Oncol. 20:2000-6, 2013.

は生存率も低くなります。[*] したがって、術前から10kg（16・7%）の体重減少は由々しいことなのですが、それでも「グレード1」と評価されてしまうのです。このように、化学療法中の体重減少については、まだまだ軽視されているといってもいいでしょう。

私が勤務する病院も含めて先進的な医療機関では、がんの化学療法を受けていらっしゃる患者さんに対し体重が大きく減少する前の早期から栄養指導や在宅でのリハビリテーションを行って体重や骨格筋量の減少を防ぐ試みが行われています（150ページ）。患者さんの体重の減少を止めることができるだけでなく、患者さんの精神的な支えにもなっているようです。

体重減少と QOL

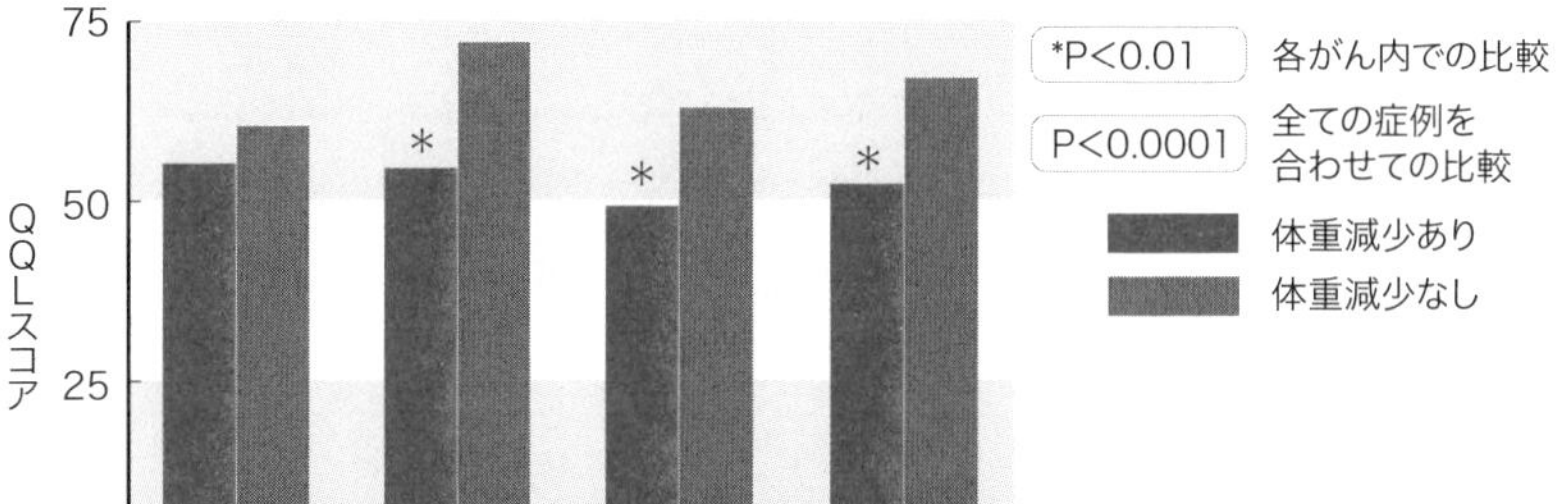

食道がん、胃がん、膵臓がん、大腸がんの患者で体重が減少した人は、体重が減少しなかった人に比べて QOL スコアが低い

Andreyev et al. Eur J Cancer 34:503-509；1998.

＊ Aoyama T, et al. Int J Clin Oncol. 22:476-483, 2017.

肥満パラドックス

肥満パラドックス（obesity paradox、肥満の逆説）

社会の風潮に「肥満は悪」、「スリムな体型は良」というものがあります。女性にはとくに根強いと考えられ、女性に対し「あなたは痩せたいですか。それとも太りたいですか」と質問すると、60代、70代であっても大抵の方が「痩せたい」と答えるそうです。痩せすぎは若い女性にとっても、ご高齢の女性にとってもよいことではありません。こうした傾向を問題視して、海外のファッション業界でもあまりにも細すぎるモデルの活動を制限するなど、是正の動きがあります。

一方で、太っていることにも不健康なイメージがあります。スタイルの良し悪しは別として、肥満は本当にどの世代にとっても「悪」なのでしょうか。この本では、がんの患者さんはたんぱく質を中心に栄養をしっかり摂ることを勧めます。それを実行すれば、穏やかに体重が増加する可能性があります。そこで少しがんの話から離れますが、太っていることの功罪についてお話しします。

メタボリックシンドロームは内臓脂肪型の肥満で、高血圧症や脂質異常症、糖尿病などの生活習慣病のリスクを有する状態です。この状態を健康診断で指摘されると、特定保健指導といってリスクを減らすための生活習慣改善、つまりダイエットを迫られます。肥満はそれだけではなく、睡眠時無呼吸症候群などいろいろな病気に関わっています。メタボリックシンドロームの危険性が強調されていることが、太っているのは不健康で痩せているのが健康的だと信じ込まれている要因だと思います。

病気になるリスクを減らすためにはスリムな体型のほうがよいというのは本当です。たとえばＢＭＩが30以上の病的肥満（身長１７０cmの方では体重87kg以上）、もしくはメタボリックシンドローム、またはインスリン抵抗性（インスリンに対する感受性が低下し、その効力が減弱している状態）は、慢性

BMI と肥満

BMI（Body Mass Index）

体重（kg）÷（身長（m）× 身長（m））

例：体重 65kg で身長 170cm の人の場合

65（kg）÷（1.7（m）×1.7（m））＝ 22.491…およそ 22.5

一般の人は、BMI が 18.5 から 25 あたりで最も低い死亡率を示します。一方、慢性腎臓病 (CKD) の患者さんが何か病気にかかった場合の死亡率は、BMI が高ければ高いほど低下します（次ページ図）。

日本肥満学会の判定基準（成人）

指標	判定
18.5 未満	低体重（痩せ型）
18.5 ～ 25 未満	普通体重
25 ～ 30 未満	肥満（1 度）
30 ～ 35 未満	肥満（2 度）
35 ～ 40 未満	肥満（3 度）
40 以上	肥満（4 度）

腎臓病（ＣＫＤ）の危険因子です。つまり肥満だと腎臓の機能が低下する可能性が高いのです。

現在の日本で、新たに人工透析となるケースで最も多いのは糖尿病の合併症、つまり糖尿病性腎臓病（ＤＫＤ）の患者さんです。肥満は糖尿病を悪化させる因子ですから、腎臓の機能を悪化させないためにも体重のコントロールが必要と考えられてきました。

肥満のほうが予後がよい？

ところが最近になってわかったことは、すでにＣＫＤを発症して高度の腎機能低下がみられる患者さんや人工透析治療を受けている患者さんでは、痩せ型の人は予後が悪くＢＭＩが高い人のほうが長生きするということです（下図）。

肥満パラドックス（Obesity paradox：肥満の逆説）

すでにCKDを発症して高度の腎機能低下が見られる患者さんや人工透析治療を受けている患者さんでは、痩せ型の人は予後が悪くBMIが高い患者さんのほうが長生きしています。

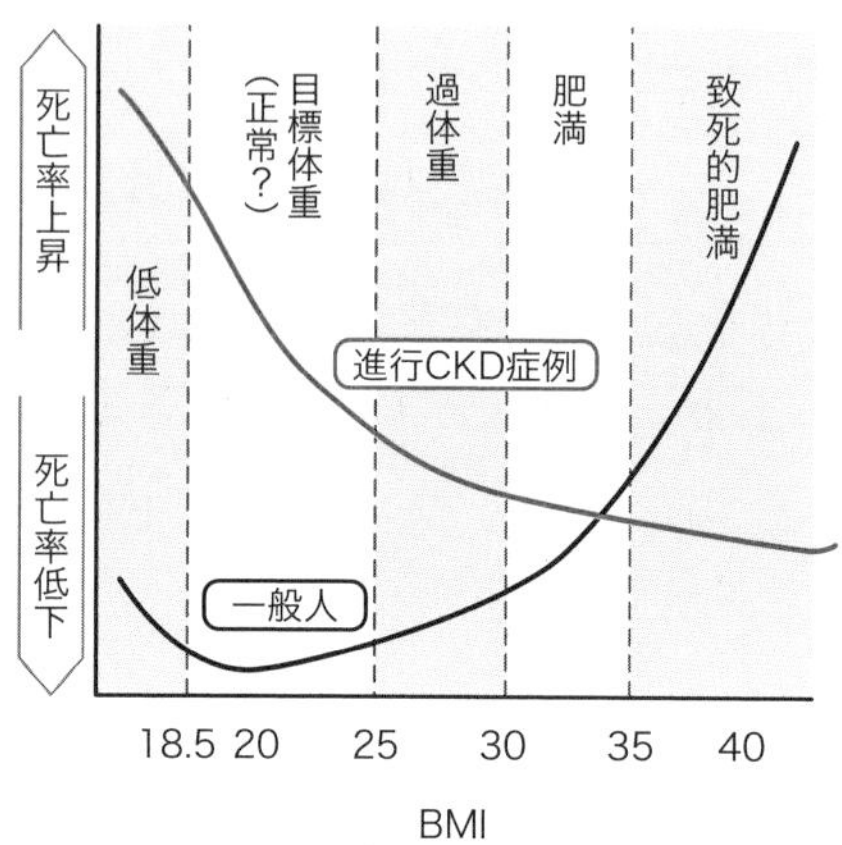

Kalantar-Zadeh K, et al. Kidney Int Rep 2: 271-281, 2017.

ＣＫＤのほかに、慢性心不全[*1]（ＣＨＦ）、慢性閉塞性肺疾患[*2]（ＣＯＰＤ）、急性呼吸窮迫症候群[*3]（ＡＲＤＳ）、急性肺障害[*4]（ＡＬＩ）、集中治療が必要な重症症例[*5]などでも「肥満度が高いほど予後が良好である」と報告されています。「肥満はよくないこと」と長年信じられてきましたので、この現象は「肥満パラドックス（Obesity paradox：肥満の逆説）」と呼ばれています。

従来不健康な状態と信じられていた高度の肥満が、むしろ生命予後を良好にする因子であることを示すデータが出されたため、当初は統計学的な誤りであるとの見方もありました。ところが、ＡＲＤＳ／ＡＬＩでは24の報告、計９１８万７２４８例を検討した結果でも肥満パラドックスが認められたのです[*6]。

なお、高いＢＭＩは必ずしも体脂肪が多いことを示すものではないので、骨格筋量が多くてＢＭＩが高い人の治療成績がよくなるのではないかという疑問もありました。しかし、骨格筋量と体脂肪量の両方が、進行したＣＫＤの予後に関与することも示されています。ＣＫＤの患者さんの栄養不足や身体機能の低下は、ＱＯＬを損ねる（患者さんを不幸せにする）だけでなく、寿命も短くしてしまう可能性が高いのです。

我が国からも、国内の大規模診療データベースを用いて、緊急入院した２万６２０３人のＣＫＤ患者の治療成績が報告されました[*7]。その結果、緊急入院の原因となった疾患にかかわらず痩せの患者さんの治療成績は不良で、ＢＭＩが高くなるほど死亡率が低くなるこ

＊1 Carbone S, et al. Mayo Clin Proc 92: 266-279, 2017
＊2 Stoll P, et al. Respir Med 116: 59-62, 2016.
＊3 Xin W, et al. PLoS One 11: e0163677 2016.
＊4 O'Brien JM, et al. Crit Care Med 34: 738-44, 2006.
＊5 Acharya P, et al. J Crit Care 53: 25-31, 2019.
＊6 Zhi G, et al. PLoS One. 11: e0163677, 2016
＊7 Kikuchi H, et al. PLoS One. 29;13(11):e0208258, 2018.

とがわかりました。なお、糖尿病を合併しているとＢＭＩの恩恵は比較的小さくなりますが、それでも痩せの悪影響は明らかだったのです。

脂質の異常や高血糖は血管の内皮細胞にダメージを与え、その結果動脈硬化が進行します。また、動脈硬化は虚血性心疾患や心臓弁膜症、大動脈瘤、脳卒中、腸管や下肢の虚血などのリスクを増加させます。さらに、腎臓では主として糸球体が障害されるため、ＣＫＤを発症します。しかし、これらの病態の進行には年単位、10年単位の時間がかかるのです。若い人、たとえば30代や40代の人たちは30年後、40年後を考えて肥満を避けるべきであることは確かです。

一方、進行した病気の急性増悪《ぞうあく》や手術、感染症などからの回復には、体の中に蓄えられ

BMIと慢性心不全となるリスクの関係

男性も女性も、肥満度が高いほど慢性心不全となるリスクが高まる

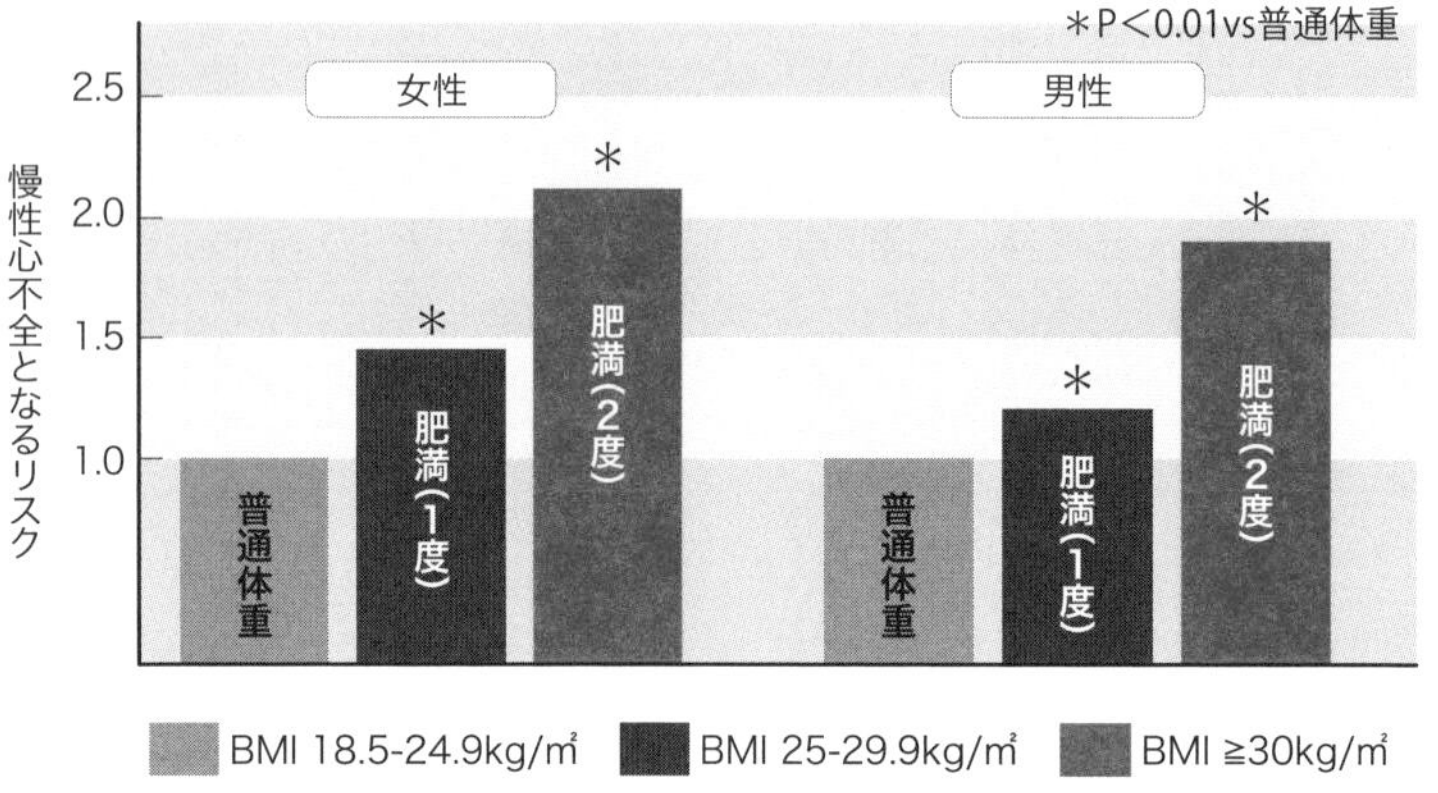

Carbone S, et al. Mayo Clin Proc 92: 266-279, 2017.

た栄養素が使われます。肥満の人にはたくさん栄養素が蓄えられているので、痩せている人と比べて危機的状態からの回復力が強いと考えられるのです。

慢性心不全の場合の実際を示します。女性も男性も、ＢＭＩが18・5を超えると肥満度が高まるにつれて慢性心不全に陥るリスクが高まります（前ページ図）。しかし、いったん慢性心不全の状態になると、ＢＭＩが高いほど死亡率が低く（生存率が高く）なります（下図）。

このように、病気が発生して進行することを防ぐために好ましい体形・栄養状態と、その結果進行した疾病を持ちながら長く生きるために有利な体形・栄養状態とは異なっていると考えられます。

心臓の収縮が比較的保たれている
慢性心不全患者の BMI と生存率との関係

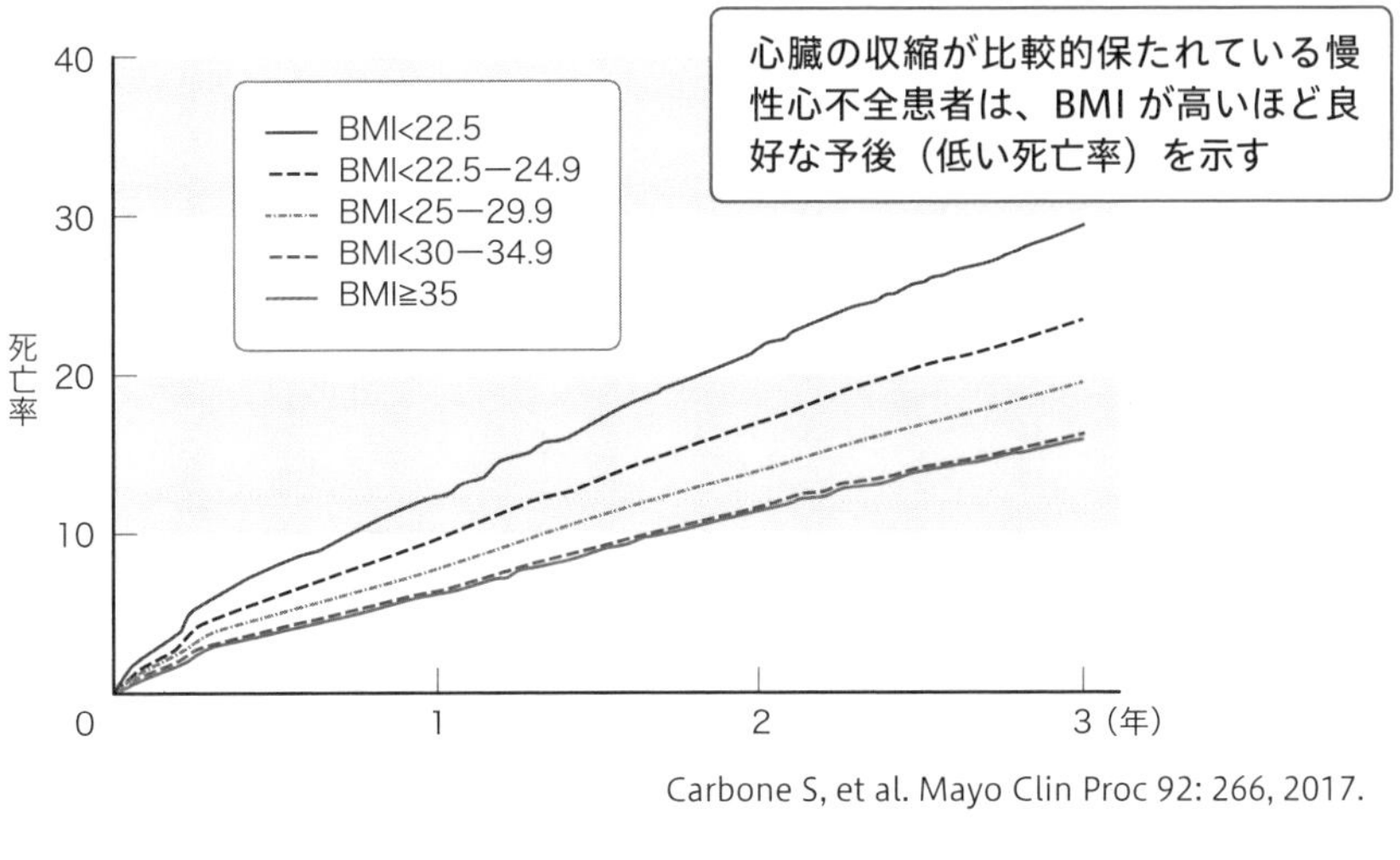

Carbone S, et al. Mayo Clin Proc 92: 266, 2017.

年齢に応じて栄養の摂り方を変える

これまで述べてきたことから考えると、適切な栄養摂取方法は年齢によって異なります。70歳、80歳と年齢を重ねてきた人は30年後、40年後の病気を心配をするよりも、いかに現在持っている体力を落とさずに維持していくか、もっと近い将来のことを考えるべきではないでしょうか。

欧米では、肥満はlong term killer（長い年月をかけて身体を蝕むもの）、低栄養はshort term killer（短い間に命を脅かすもの）と呼ばれています。若い人は生活習慣病リスクを下げるため、long term killerに気をつけ、高齢者はshort term killerを避けるようにしましょう。

このように、歳をとったら食事に対する考え方を変える、ギアをチェンジする必要があります。それまでは「肥満は健康によくないから、体重が増えないように」とカロリーの高いものを避けていた人にも、方向転換すべき時期は来るのです。では、ギアチェンジをすべき時期はいつなのでしょうか。

名古屋大学大学院医学系研究科老年科学教授の葛谷雅文先生は、65歳までは過栄養とメタボに気をつけて生活習慣病の予防に努めるべきであり、75歳を過ぎたら逆に低栄養に気を付けて要介護となることを予防するべきと言っています（次ページ図）。わかりやすい目安ですね。

また、65歳になる前であってもCKDや心臓疾患、COPDなどで腎臓、心臓、肺の機能が低下していると診断された人は、年齢にかかわらず体重が減らないように気をつける必要があります。がんに罹患した方も同様です。

また、BMIが22以下の人は、BMI22以上を目標に運動しながら体重を増やし、それを維持するのがよいでしょう。

体重コントロールのギアチェンジ

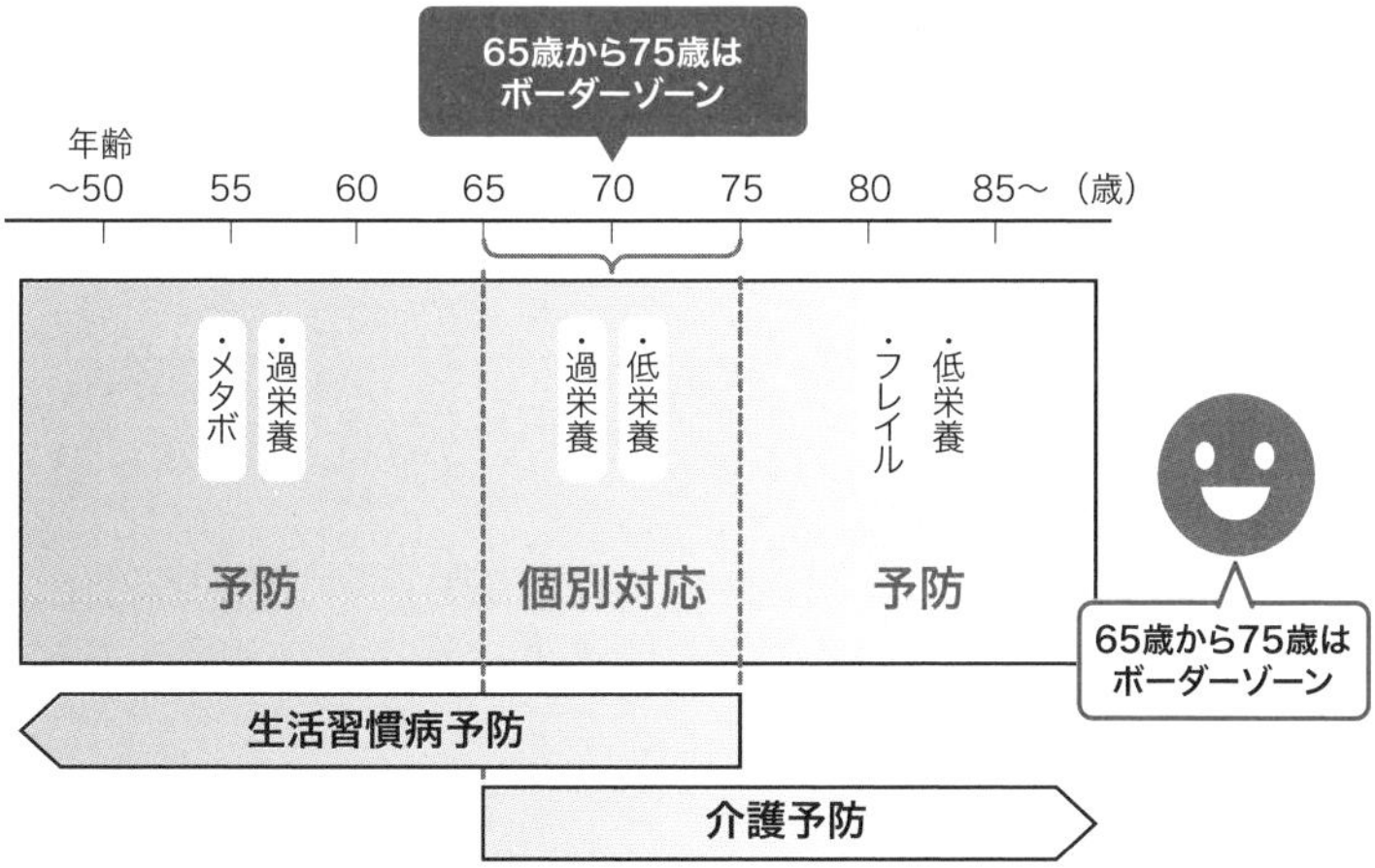

がん患者さんは年齢に関係なくギアチェンジを

葛谷雅文．外科と代謝・栄養 50：1, 2016.

骨格筋を維持することの意義

サルコペニアとがんの治療

前項でお話しした肥満パラドックスは、がん患者にも見られる現象です*。肥満パラドックスの機序として、BMIが高い人は骨格筋量が多く、それが予後の向上に寄与しているという考えがあります。とくにがん患者の場合には骨格筋量が重視されており、研究者は体脂肪量や骨格筋量からがん患者の肥満パラドックスを説明しようとしています。骨格筋量は、がんの治療や予後に大きく影響することがわかっているからです。

骨格筋は、体の中でどのような役目、働きをしているのでしょうか。「体を動かしている」、これはもちろん正解です。通常骨格筋は、関節によって結合した骨と骨の間に位置し、収縮することで骨（関節）を動かします。骨格筋の最も重要な役割は、体のさまざまなパートを動かすことです。その動作が意のままに、かつ調和的に行われて、私たちは日常の生活を送ることができます。

一方で、骨格筋は単なる運動器、すなわち体を動かすだけの器官ではないことが明らかにされてきました。昔から「運動は代謝をよい方向に向かわせる」ことはわかっていて、

＊ Park Y, et al. Cancer Res 78: 1898-903, 2018.

生化学の教科書にもそう書かれています。近年の科学の進歩、研究者たちの努力によって、その機序《きじょ》が一つひとつ解明されてきたのです。

最近、サルコペニアという言葉を耳にした方もいらっしゃるでしょう。英語で書くと「sarcopenia」になります。これは、ギリシャ語で肉の「sarx」に減少している状態を表す接尾語である「penia」をつけた比較的新しい医学用語です。当初は、サルコペニアは加齢に伴う骨格筋量の減少を指す言葉として用いられていました。その後、骨格筋量の減少は加齢だけでなく、低栄養や身体を使わないこと、さまざまな病気、薬物治療などでも引き起こされるため、それらもすべてサルコペニアと呼ぶことになりました（下図）。

なお医学的には骨格筋量が減少しているだ

サルコペニア

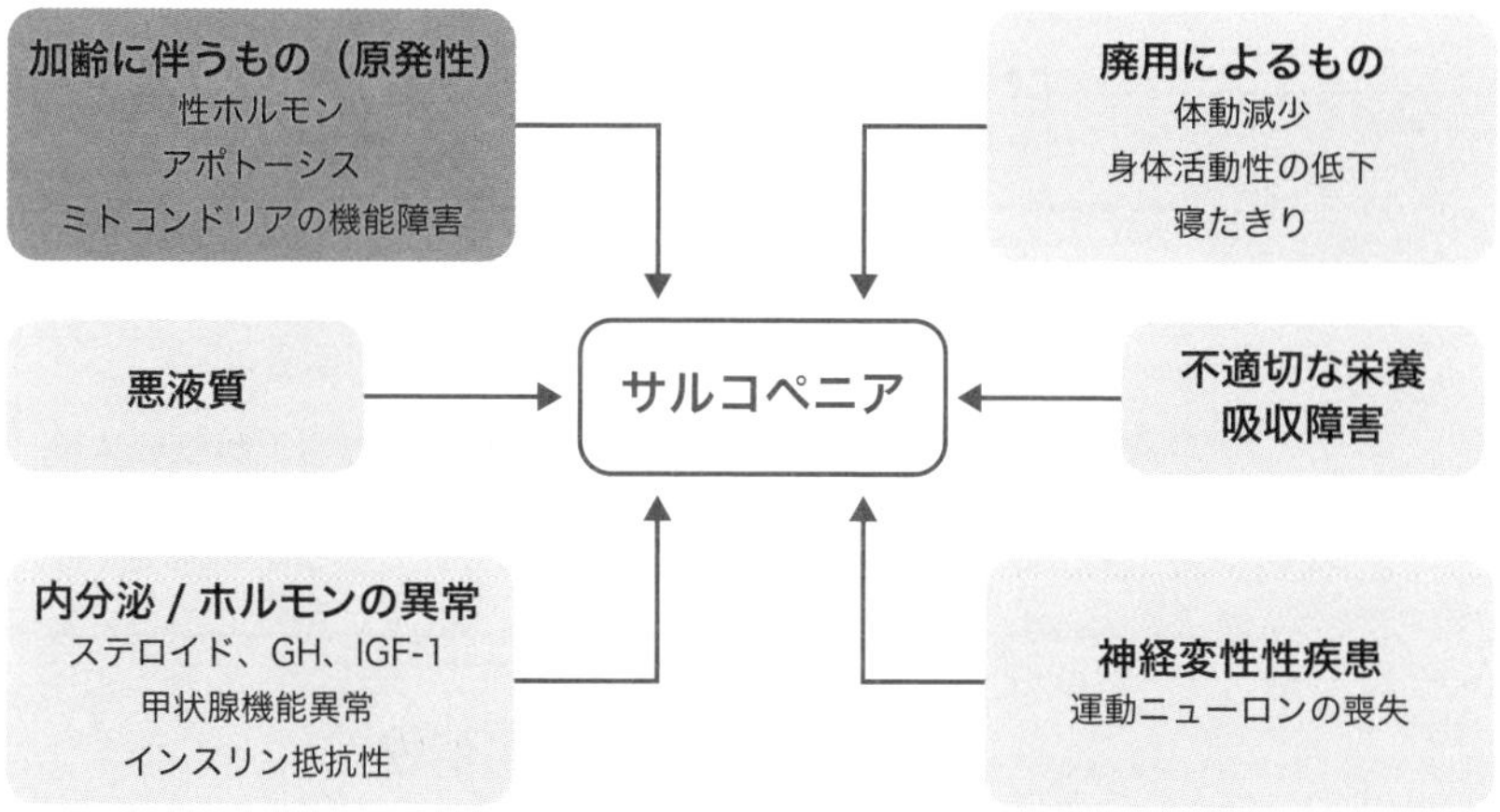

Cruz-Jentoft AJ, et al. Age Aging 39: 412, 2010.

けではサルコペニアではありません。骨格筋量の減少に加えて筋力（握力）と身体機能（歩行速度）のどちらか、もしくは双方が低下している場合にサルコペニアと診断されます。

また、サルコペニアが病気や治療に及ぼすさまざまな影響が報告されています。さらに、骨格筋の量はがんの治療や予後にも影響します。たとえば次のようなものがあります。

サルコペニアのがん治療への影響

・骨格筋量が少ない人は、胃がんの手術後に集中治療室での治療を必要とする重篤な合併症を発症する率が高い。[*1]

・骨格筋量が少ない人は、がんの化学療法の副作用が強く出る。[*2]

・胃がん手術後の骨格筋量の減少幅が大きいと、術後の化学療法を完遂できる割り

サルコペニアの診断基準

症例の抽出

下腿周囲長（CC）（男性＜34 ㎝、女性＜33 ㎝）
（下腿の最も太い部分の周囲の長さ）

評価

筋力
握力 ● 男性＜28Kg
● 女性＜18Kg

or

身体機能
5回椅子立ち上がりテスト
（≧12 秒） 椅子から5回立ち上がるのに要する時間

サルコペニアの可能性

サルコペニア診断基準 2019（AWGS 2019）

＊1 Zhuang CL, et al. Medicine 95: e3164, 2016.

＊2 Prado C, et al. Clin Cancer Res 15: 2920-2926, 2009

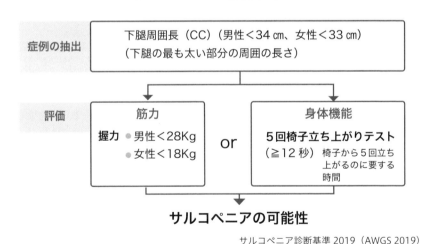

合いが減る。[*1]

・胃がんや膵臓がんでは、骨格筋量の少ない人の予後が悪い。[*2]

このように、骨格筋が少ないことは、がんの治療成績を悪くするのです。つまり逆に言えば、骨格筋の量を保つことががんの治療効果を高め、予後をよくするといえます。

さらに最近の研究でこれらの現象のメカニズムが明らかになってきました。

ここで、以下のお話に出てくるミオカイン（myokine）、PGC－1αという言葉について説明しておきます。ミオカインは、骨格筋から分泌されるサイトカインにつけられた呼称です。サイト（cyto）は「細胞の」という意味の接頭辞で、カイン（kine）は「動かす」「行動」という意味の接尾辞です。サイトカインは細胞の分裂や分化を誘導したり、その細胞の機能を調節したりする、「細胞を動かすたんぱく質」の総称です。現在では、体内で営まれる代謝の多くが、サイトカインによって誘導・調節・抑制されていることが確認されています。また、運動が引き起こすさまざまな現象のいくつかは、ミオカインが引き起こすものです。

PGC－1αは、運動によって主として遅筋で発現する転写コアクチベーターです。転写コアクチベーターとは、さまざまなたんぱく質の合成を開始させるたんぱく質です。なお、遅筋は速筋と共に骨格筋を形作る構成要素です。

遅筋の収縮は比較的緩徐で疲労しにくく、エネルギー産生に酸素を必要とし、酸素と結

＊1　Aoyama T, et al. Ann Surg Oncol 22: 2560-6, 2015

＊2　Zhuang CL, et al. Medicine 95: e3164, 2016.；Okumura S, et al. Surgery 157：1088-98, 2015

合するミオグロビンという赤いたんぱく質を含むため赤色をしています。一方、速筋の収縮は速いものの疲労しやすく、主として無酸素的にエネルギーを産生し、ミオグロビンを含まないため白色です。一言で言って、遅筋はマラソン選手やマグロ、カツオなどの筋肉、速筋は陸上の短距離選手、ヒラメや鳥、川魚の筋肉です。

ちなみに鮭の肉はピンク色ですが、速筋でできています。川で生まれて海で育つ鮭。産卵のために生まれ故郷の川を遡上する際には、速筋の瞬発力が必要なのです。

高齢者にとって重要なのは、日常の生活動作を行うための遅筋です。遅筋の収縮で分泌が亢進するPGC－1αは、遅筋の量の増加や質の向上に関わるさまざまな現象を誘導することが判明しているのです。

速筋と遅筋

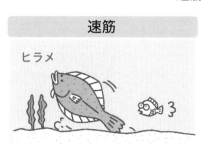

速筋	遅筋
	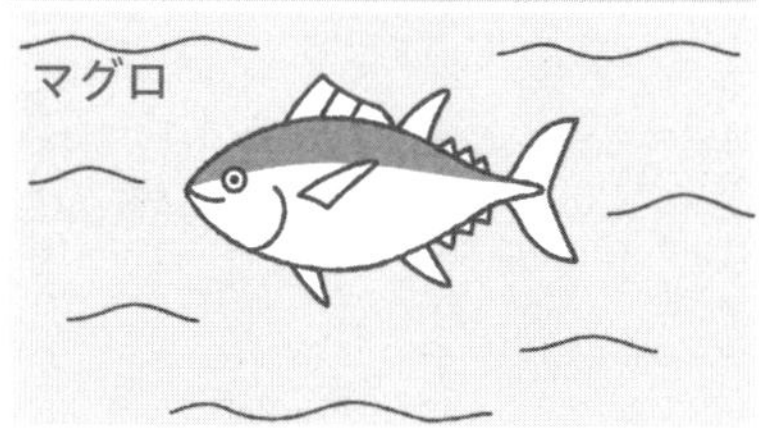
●燃料は主に糖質　●グリコーゲンに富む	●燃料は主に脂肪酸　●グリコーゲンに乏しい
●瞬間的に大きな力を出せる	●持続して力を出せる
●解糖系で無酸素的に ATP を産生	●酸素を使って ATP を産生
●ミトコンドリア密度は低い	●ミトコンドリア密度は高い
●白い　●疲れやすい　●短距離走選手の筋肉	●ミオグロビンを含むため赤い
	●疲れにくい　●マラソン選手の筋肉

ちなみに

ピンク色のサケの筋肉は実は速筋である

骨格筋を動かすとメリットが

まず、筋肉を使うことによってがん細胞の増殖抑制と細胞死への誘導が行われる可能性についてお話しします。

２０１１年、マウスを用いた実験ではありますが、運動によってがん細胞の増殖が抑えられるという実験結果が発表されました。マウスを水槽の中で1時間泳がせて、運動前と運動終了直後、またその2時間後に採血し、その血清を加えた培地《ばいち》でヒト乳がん細胞株を培養して比較しました。その結果、運動直後の血清を加えた培地では乳がん細胞株の増殖が抑えられました。また、乳がん細胞株内でがん細胞の死滅（アポトーシス、apoptosis）に関わる酵素であるカスパーゼ（caspase）の活性が上昇していました。運動した後の血

運動ががんの増殖を抑制

運動による血清中のたんぱく質の発現を調べたところ、オンコスタチンM（OSM）というミオカインがヒト乳がん細胞株の増殖を抑制している

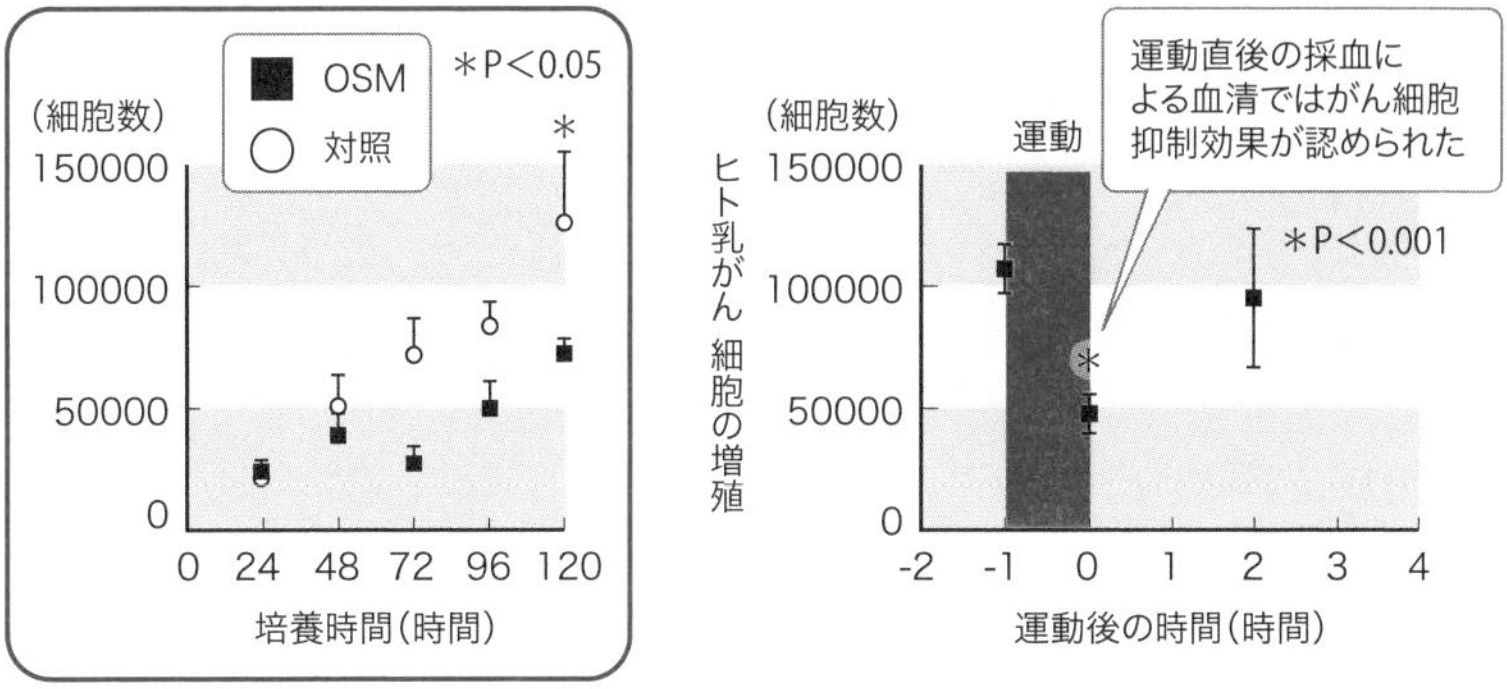

Hojman P, et al. Am J Physiol Endocrinol Metab 301: E504-10, 2011.

液のなかにがんを抑制する物質が発現し、がん細胞が死に追いやられているという結果が示されたのです。

さらに、運動による血清中のたんぱく質の発現を調べたところ、オンコスタチンM（OSM）というミオカインがヒト乳がん細胞株の増殖を抑制している可能性が示唆されました（前ページ図）。

オンコスタチンMは、さまざまな病気に対抗する免疫に関わるサイトカインであるインターロイキン-6（IL-6）グループに属し、運動をすることで発現します。骨格筋量が多いと運動時のオンコスタチンMの分泌は高まります。骨格筋量が多いこと、運動することがかんの増殖を抑えるメカニズムの一つとして提唱されたのです。

心の状態もよくなる

がん患者さんには、抑うつや不眠、不安感、食欲不振など精神状態になんらかの問題を抱えている方が少なくありません。原因として、がんと診断されたことによるさまざまなストレスの影響や、がんによる体への影響自体がストレスへ対処する能力を低下させていることが考えられます。がん患者さんの精神状態は、治療にも影響します。がん患者さんの精神状態を改善することは、がんの治療において極めて重要なのです。

がん患者さんであるかにかかわらず、うつ病は非常に患者数の多い病気です。眠れない、食欲がない、気分が落ち込む、物事に対する関心が低下するなどの状態が長く続きます。進行性で、適切な対処をしないと衰弱し、認知機能が低下したり自殺を考えたりするようになる深刻な病気です。

うつ状態が引き起こされるしくみは完全には解明されていませんが、必須アミノ酸の一つであるトリプトファンの代謝産物であるキヌレニンが脳内に入り込むことが原因の一つと考えられています。キヌレニンは、外部からのストレスでも増加します。また、ある種のがん患者で高値を呈します。

膵臓がんの患者を対象にうつ状態の程度、不安の程度と血中のトリプトファン、キヌレニン、キヌレン酸などの濃度との関連を調べた研究があります*。その結果、膵臓がんのリンパ節転移陽性率と膵臓がん患者の血中キヌレニン濃度は正の相関を示していました。膵臓がんの進行に伴ってキヌレニンの代謝が修飾を受け、うつ状態や食欲の低下をきたす可能性があります。

一方、運動によって、キヌレニンが無毒化されることがわかりました。最もレベルの高い医学雑誌の一つである「Cell」に発表された研究論文では、キヌレニンとPGC-1αの関係についての研究結果が報告されています（次ページ図）。

それによると、人工的に操作してPGC-1α遺伝子の働きをなくしたマウスにキヌレニンを投与したところ、ふつうは好むはずのショ糖（砂糖水）の摂取量が顕著に減少しま

＊ Isadora C. et al. HPB 16:740, 2014.

した。食欲の低下はうつの指標と考えてよいでしょう。これに対して、ＰＧＣ－１α遺伝子の働きを強めたマウスでは、キヌレニンを投与してもショ糖摂取量は減少しませんでした。

　野生型の（遺伝子の働きが正常な）マウスにキヌレニンを投与すると、血中キヌレニン濃度は上昇しますが、ＰＧＣ－１α遺伝子の働きをなくしたマウスにキヌレニンを投与すると血中キヌレニン濃度はそれ以上に上昇しました。また、ＰＧＣ－１α遺伝子の働きをなくしたマウスでは、キヌレニンの投与でキヌレニンの血中濃度が上がる反面、キヌレニンが解毒されてできるキヌレン酸の血中濃度は上昇しませんでした。一方、ＰＧＣ－１α遺伝子の働きを強めたマウスでは、キヌレニンを投与しても血中のキヌレニン濃度は上が

PGC-1αがキヌレニンによる食欲の低下を防ぐ

PGC-1α遺伝子の働きをなくしたマウスでは、キヌレニン投与によりショ糖摂取量が減ったが、PGC-1α遺伝子の働きを強めたマウスでは、キヌレニンを投与してもショ糖摂取量は減少しなかった

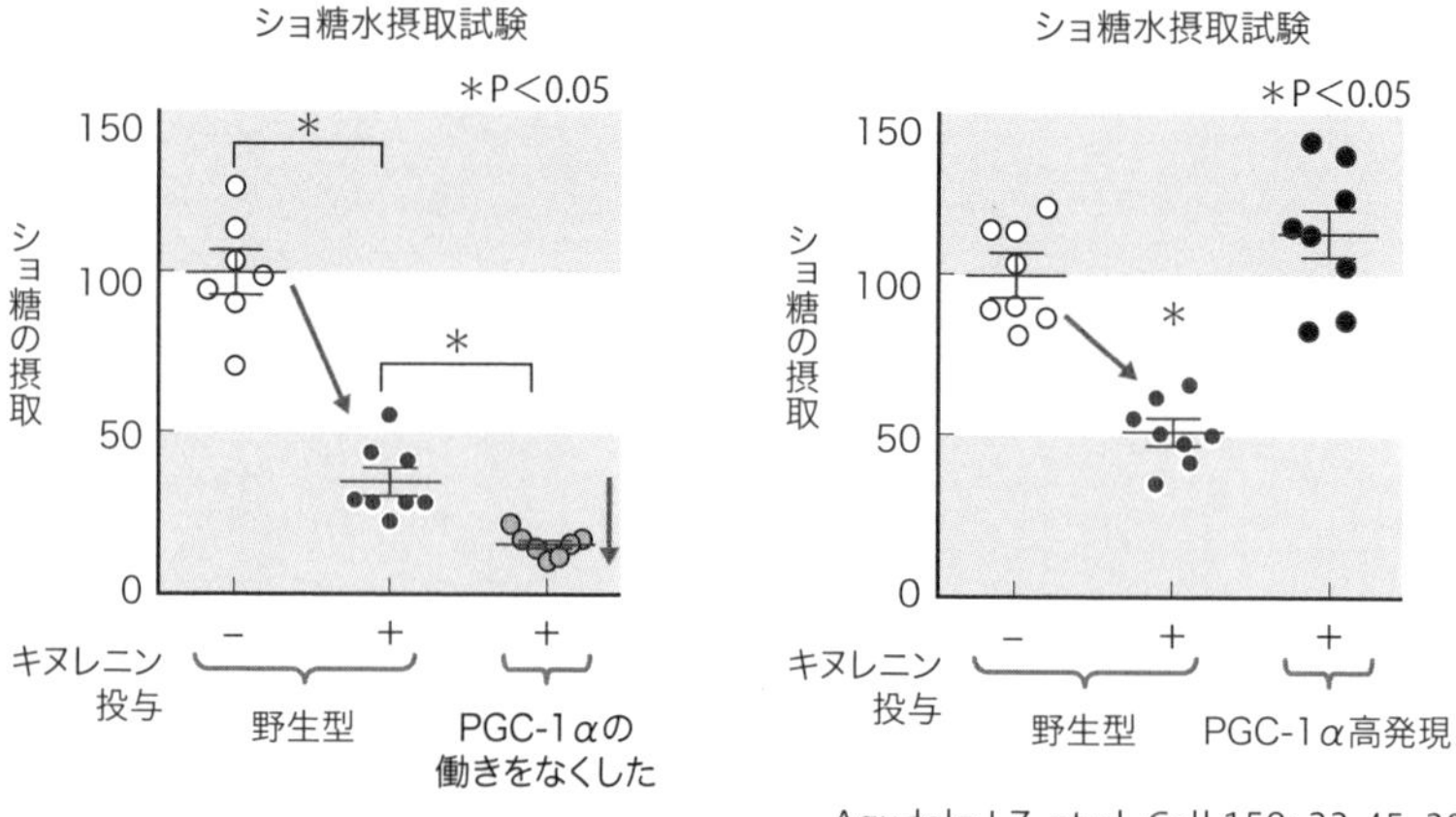

Agudelo LZ, et al. Cell 159: 33-45, 2014.

らず、キヌレン酸の濃度が著しく上昇しました。

以上から、PGC-1αがキヌレニンの無毒化に関与することがわかりました。運動で増加するPGC-1αが、キヌレニンをキヌレン酸に代謝する（無毒化する）酵素であるキヌレニンアミノトランスフェラーゼ（KAT）を誘導するのです。キヌレン酸は、うつ状態を引き起こすことはありません。運動によってキヌレニンがキヌレン酸に変えられ、うつ状態が改善する可能性が示されたのです。

ヒトを対象にした研究結果も示されています。被験者に3週間の運動プログラムを行ってもらい、その前後で細胞内の遺伝子発現を比較しました。その結果、運動することによって、キヌレニンをキヌレン酸に変えるKAT

PGC-1がキヌレニンをキヌレン酸に代謝する

PGC-1 α遺伝子の働きをなくしたマウスにキヌレニンを投与すると、野生型のマウスと比較して有意に血中キヌレニン濃度が上昇したがキヌレン酸の濃度は逆に低かった。一方、PGC-1 α遺伝子の働きを強めたマウスにキヌレニンを投与すると血中のキヌレニン濃度は上昇せず、キヌレン酸の濃度は有意に上昇した。

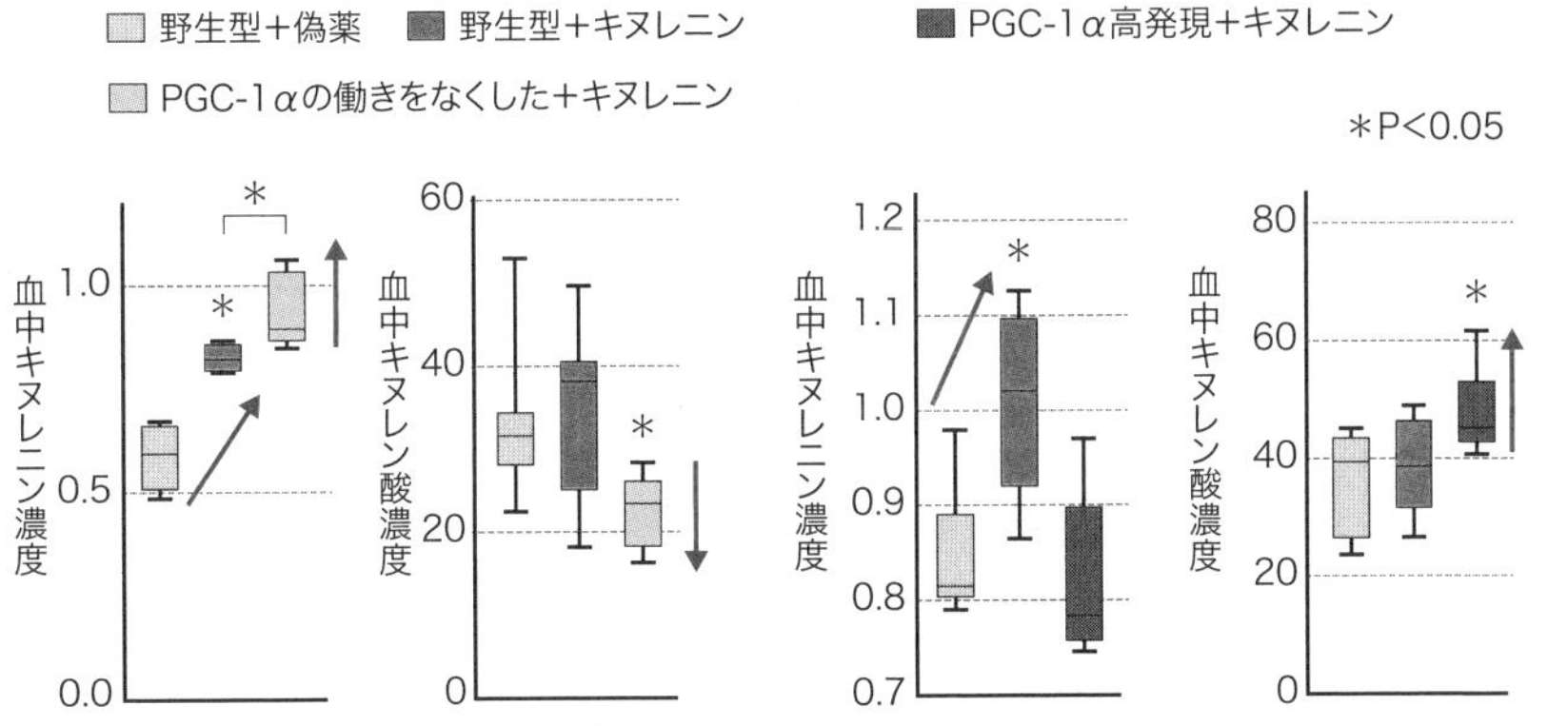

Agudelo LZ, et al. Cell 159: 33, 2014.

の発現が亢進していました（図）。

　私の経験でも、胃がんの手術後に体重が大幅に減少して元気がない患者さんに、もっと栄養を摂るように促しても、なかなか食べられないことが多いです。骨格筋量の減少によってPGC－1αが減り、キヌレニンが増加することによってうつ状態と食欲の低下が引き起こされている可能性があります。この状態を放置すると栄養状態がますます悪くなり、骨格筋の量が減って食欲がさらに減退するという悪循環につながってしまいます。

「栄養の摂取に努めてください」と言われてもなかなか食べられないときは、少しずつ根気よく活動量を増やしていくという方策がよいと思います。

　運動することで食欲が増して栄養状態が改善し、さらに骨格筋が増えて運動量が増える

運動でKATの発現が亢進

運動することによって骨格筋肉のキヌレニンアミノトランスフェラーゼ（KAT）の発現が亢進した。KATは、キヌレニンを無毒なキヌレン酸に代謝する酵素である

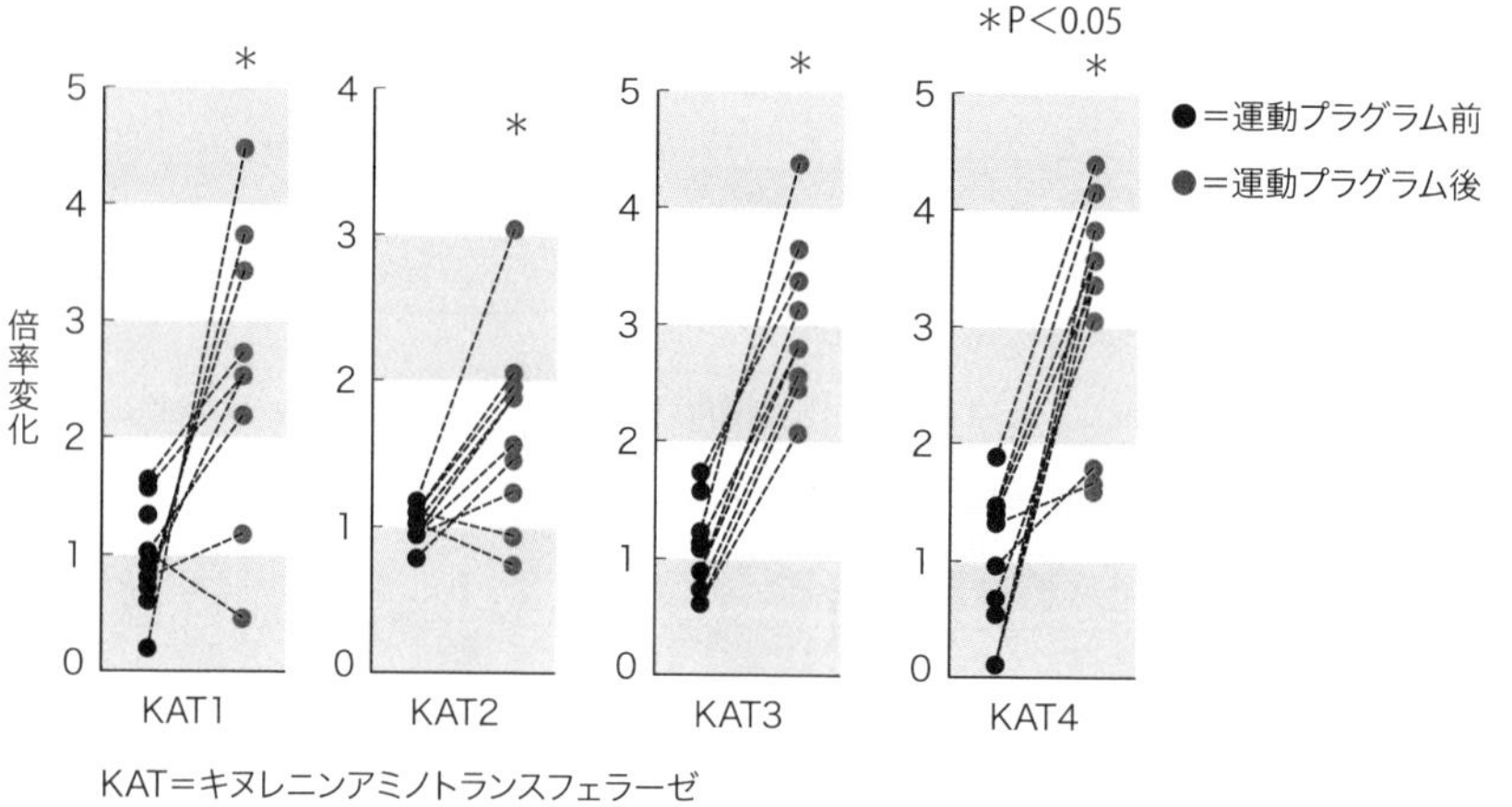

KAT＝キヌレニンアミノトランスフェラーゼ

Agudelo LZ, et al. Cell 159: 33-45, 2014.

という好循環に持っていきたいものです。

元気の好循環

「○○歳以上の世界記録」と認定されている高齢のアスリートがテレビで紹介されるのを見ると、どなたも明るく、爽やかな方が多いなあと思います。もともと前向きな性格だから記録に挑戦されるのだとは思います。しかし、これまで述べてきたような骨格筋の効用を考えると、運動することによってうつの物質が解毒され、それが明るい性格につながっている可能性も否定できないと思います。

　ご高齢なのに驚くような力仕事、農作業や漁業などをしている方々もそうですね。体を動かすと明るい気分になり食欲も増す。その結果身体の能力が維持・増強され、さらに運動をすることができるという好循環があると

元気の好循環でさらに元気に

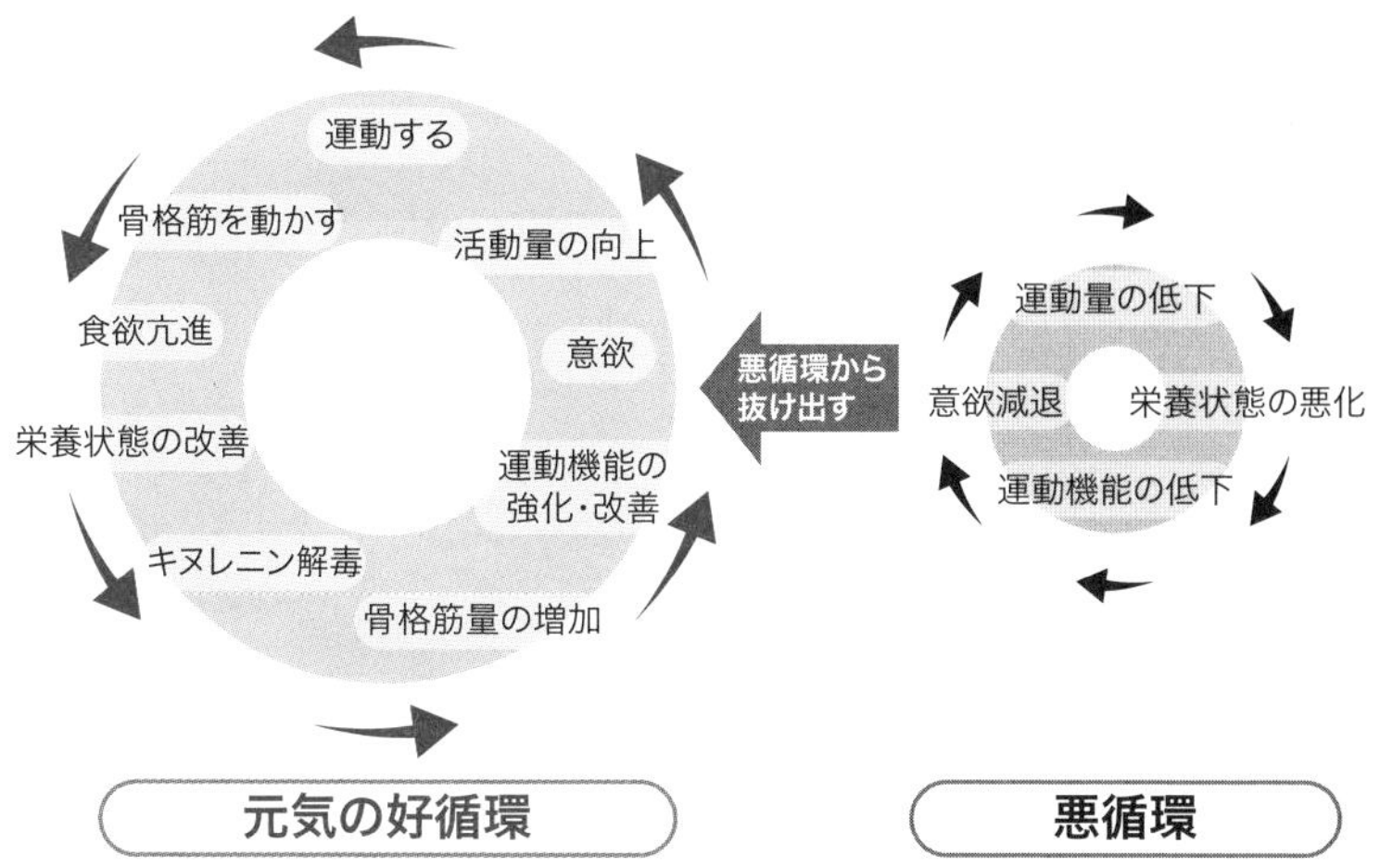

思います。

　そういえば、病院のリハビリテーション部門で働いている理学療法士、作業療法士、言語聴覚士など、体を動かしたり患者さんの運動機能をサポートする仕事に従事する皆さんには明るい性格の人が多いです。病院の宴会などでは楽しい余興で元気に会を盛り上げてくれます。

　一方、病気になる前は普通に生活をしていた高齢の方が入院し、安静にしていたところみるみる活力がなくなって食欲も減退することを経験します。また、退職して朝晩の通勤がなくなったら元気までなくなったという話も耳に入ります。いずれも活動量が減ったことで、日常生活で行われていた骨格筋の収縮の頻度が低くなったことが影響したと解釈できるのではないでしょうか。

運動のご利益

　運動する、骨格筋を収縮させることの「ご利益」は、それだけではありません。運動で骨格筋から分泌される前出のＰＧＣ-１αは、イリジンというたんぱく質を誘導します。このイリジンは、寒さに強い体を作るのです。

　人間の脂肪細胞には、白色脂肪細胞と褐色脂肪細胞の二種類があります。大半を占める白色脂肪細胞は、あまり生理的に重要ではありません。一方で、褐色脂肪細胞はエネルギーを消費して効率よく熱を産生するという性質を持っています。邪魔物と思われがちな脂肪ですが、このような働きもあります。

マウスを用いた実験で、イリジンは体内の白色脂肪細胞を褐色脂肪細胞に変えることが明らかにされました。[*1] 運動することで褐色脂肪細胞の数や比率が増せば、寒さに強くなるとともに運動していない時でもエネルギー消費量の増加が期待されます。

さらに、膵臓がんの継代細胞株を用いた実験では、イリジンががん細胞の増殖を抑制する現象が観察されています。[*2]

がんの末期状態である悪液質では、体重と骨格筋量の減少が特徴的です。この骨格筋量の減少には、骨格筋の肥大を抑制するミオスタチンというたんぱく質が関与しています。なお、ＰＧＣ－１αはミオスタチンの発現を抑制します。したがって、運動はＰＧＣ－１αの分泌亢進を介して、とりわけ初期の段階でがん悪液質からの脱却にも有効と考えられます。[*3]

余談ですが、ミオスタチンが欠けるとブレーキが外れて骨格筋が著しく発達します。東北の南部地方で品種改良によって造られた和牛の短角種や、ベルギーの食肉牛であるベルジャンブルーは、ミオスタチン遺伝子が働いていないためとくに運動させなくても筋肉隆々になります。また、肉に含まれる脂肪が少なく、とても柔らかいことが特徴です。

京都大学は、真鯛のミオスタチンの働きを止めることにより、肉厚の鯛を作ることに成

＊1 Boström P, et al. Nature. 481:463-8, 2012.

＊2 Liu J, et al. Sci Rep. 8:15247, 2018.

＊3 Ruas JL, et al. Cell 151:1319-31, 2012.

功しました。目論見通りの結果が得られたわけです。このマッチョな真鯛の肉は牛肉同様とても柔らかいとのこと。牛肉が柔らかいのはけっこうなことですが、個人的には鯛のお刺身は歯ごたえのあるほうが好きです。なお京大は、このマッチョ真鯛を煮付けで食べることを勧めているようです。

運動によるがんリスク低減

骨格筋の量を維持している患者さんのほうががんの治療を安全・確実に受けられ、予後もよいということをお話ししました。さらに、運動ががんの発生や進行に及ぼす影響を調べた研究結果も多数報告されています。

米国国立がん研究所（ＮＣＩ）の主導で、余暇における運動が各種のがんにかかるリスクにどのように影響するか、欧米で行われた12のコホート研究に登録された１４４万人の成人を解析の対象として検討が行われました。その結果、余暇に行う運動の量が多いと食道の腺がん、肝臓がん、肺がん、腎臓がん、胃噴門部がん、子宮内膜がん、骨髄性白血病、骨髄腫、結腸がん、頭頸部がん、直腸がん、膀胱がん、および乳がんの13種のがんで有意な罹患リスクの低下がみられました。またすべてのがんを合わせると、運動はがんに罹患するリスクを７％低下させました。[*]

この論文中に「この研究での運動量の中央値は全体で８ＭＥＴｓ時間／週（１１２ぺー

＊ Moore SC, et al. JAMA Intern Med 176: 816-25, 2016.

ジ図）であり、米国国民に対して現在推奨されている最低レベルの運動量に相当する」とあります。この運動量は普通の速度での歩行に相当します。つまり、1日に20分ほど普通の速度で歩けば、この運動量を達成できるのです。さらに、もう少し運動量を上乗せするのが望ましいでしょう。

国立がん研究センターが行った研究では、余暇に運動をしている女性ほど乳がんに罹患するリスクが低下するという結果が報告されています。月に3日以下、週に1〜2日、週に3日以上と運動の頻度が高まるにつれて乳がんに罹患するリスクが低下していました（下図）。

また前立腺がんを対象とした研究で、週に3時間以上速足で歩いた男性は、週に3時間

余暇の運動の頻度と乳がんのリスク（全乳がん）

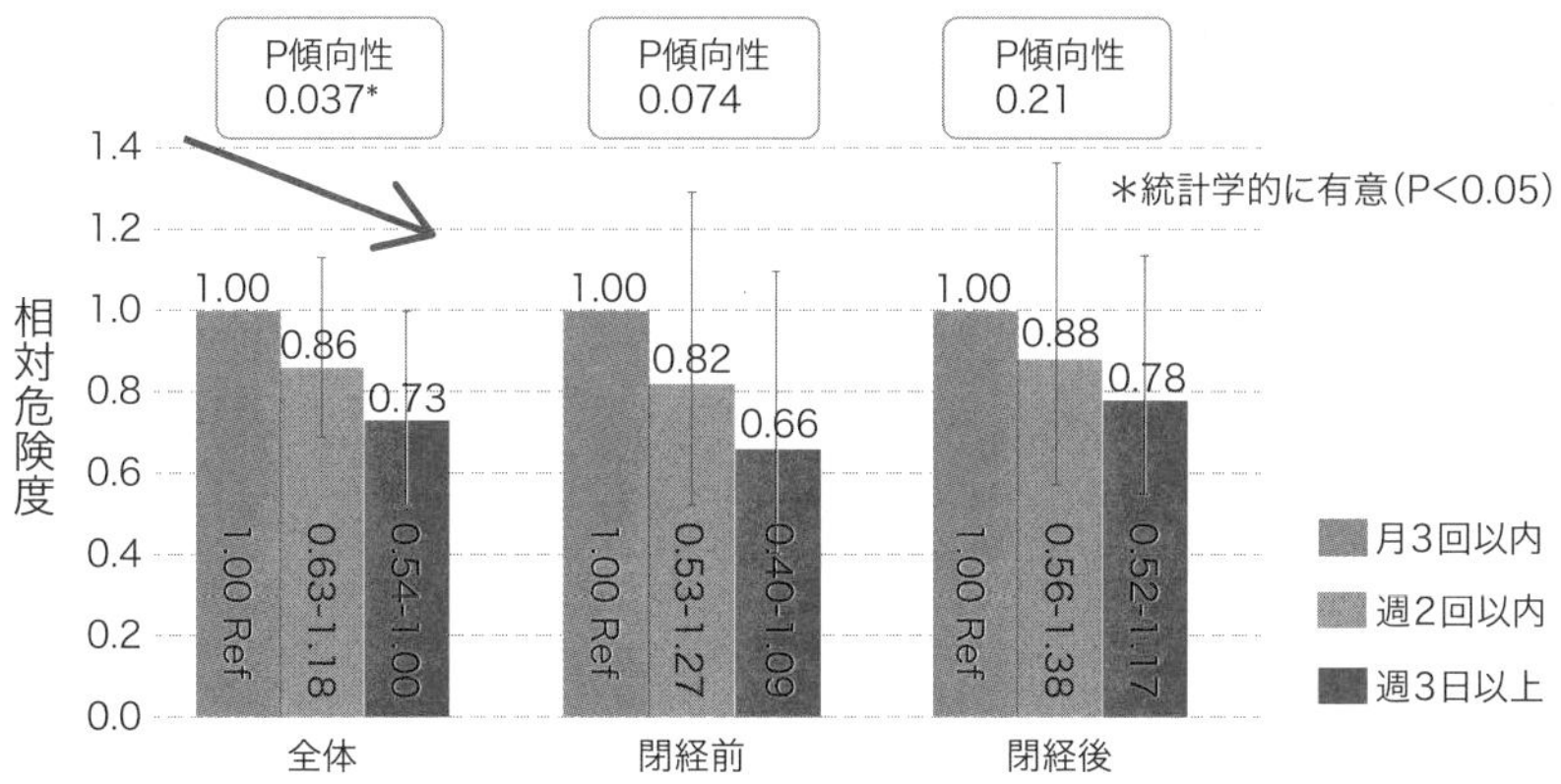

Reiko Suzuki, et al. Prev Med 52: 227, 2011.

日常活動エネルギー所用量（METs）

METs	日常生活動作及び活動	レクリエーション・スポーツなど	職業
1～2 METs	座位・立位	読書・トランプ	事務仕事
	食事・洗面	囲碁・将棋	手先の仕事
	ゆっくりの歩行（1～2km/ 時）		
	自動車運転		
2～3 METs	ややゆっくりの歩行（3km/ 時）	楽器演奏（ピアノ）	守衛・管理人
	自転車（8km/ 時）	ビリヤード・ボーリング	医師・教師
	調理	社交ダンス	
		ゴルフ（カート有）	
3～4 METs	普通の歩行（4km/ 時）	魚釣り	機械・溶接作業
	自転車（10km/ 時）	バドミントン（遊び）	トラック・タクシー運転手
	シャワー	ラジオ体操	
	家事一般	ゴルフ（カートなし・荷物なし）	
	買い物（軽い買い物）	バレーボール（遊び）	
4～5 METs	入浴・夫婦生活	卓球・野球（守備）	ペンキ工・石工
	やや速めの歩行（5km/ 時）	ダンス・種々の柔軟体操	自動車修理
	自転車（13km/ 時）	テニス（遊びのダブルス）	
	両手で荷物を持ち短距離歩行（10kg 未満）	園芸（持ち上げる作業なし）	
	軽い大工仕事・草むしり		
5～6 METs	速めの走行（6km/ 時）	スケート	大工
	自転車（16km/ 時）		農業
	階段昇降		
	片手で荷物を持ち短距離歩行（10kg 未満）		
6～7 METs	早い歩行（8km/ 時）	テニス（遊びのシングルス）	
	ゆっくりしたジョギング（4.5km/ 時）	野球（ピッチング）	
	自転車（17.5km/ 時）	サーフィン・スキー	
		空手・柔道	
		山登り（負荷なし）	
7～8 METs	ジョギング（8km/ 時）	山登り（5kg の荷物を背おって）	
	自転車（19km/ 時）	サッカー（遊び）	
		バドミントン（競技）	
		水泳	
8～9 METs	ジョギング（10km/ 時）	バスケットボール（競技）	
	自転車（19km/ 時）	なわとび（ゆっくり）	
9～10 METs		ボクシング	
		アメリカンフットボール（競技）	
10～11 METs		サッカー（競技）	
		なわとび（通常～速い）	

心不全ノート（CRCN）2020 改訂版より

未満ゆっくりと歩いた男性と比較して進行率が57％低下したと報告されています。[*]

なお、速足とは時速3マイル（4.8キロメートル）以上（分速80メートル以上）の歩行で、それ未満の速度をゆっくりした歩行と定義しています。一般的に案内地図などに「歩いて○○分」と記載されている場合、1分間に歩く距離を80メートルとして所要時間を計算することになっています。だいたい、大人が普通に歩いた場合の速度と考えてよいでしょう。

ちなみに、大人といえども体格や歩き方はいろいろです。歩幅の小さい人は、大きい人と比べて同じ距離を移動しても歩数が多くなります。しかし、移動距離が同じであれば、歩数が多くても同じくらいの運動量と考えてよいと思います。

このように、がんの発生や進展を防ぐための運動は、そんなに大仰なものではありません。地下鉄を1駅前で降りて歩く、近くのスーパーであったら車を使わずに歩く、エスカレーターではなく階段を上る、などの小さなことの積み重ねでよいのです。

このような研究の結果は、前述した「○○を食べていた人は、□□がんにかかるリスクが高かった」といった食べ物とがんリスクに関するコホート研究の結果と同様、一つひとつは弱いものです。しかし、食べ物とがんにかかるリスクの関係を検証しようとした研究では、その結果が実にさまざまでした。

一方、運動とがんに罹患するリスクについては、一貫して「運動でがんにかかりにくくなる」という結果が得られています。このような再現性がある研究結果は、信頼性がより

＊ Richman EL, et al. Cancer Res.71:3889, 2011.

METsと消費エネルギー量

METs（metabolic equivalent、メッツ）とは、安静にしていた時の消費エネルギー量（酸素消費量）を1とした時に、ある運動、動作、作業などでその何倍のエネルギーを消費するかを示す単位です。運動の強度に比例して消費エネルギー量が増しますので、METsは運動の強度を示す単位と考えてよいのです。

なお、METsから消費エネルギー量を計算するには

消費エネルギー量 (kcal、カロリー) = 1.05 × METs ×時間×体重 (kg)

の簡易式で計算できます。

計算例

4 METsの歩行を30分、体重60kgの人が行うと、その間の消費エネルギー量は

1.05 × 4 × 0.5 (時間) × 60 (kg) = 126 (kcal)

になります。ただし、これには安静状態の消費エネルギー量も含まれていますので、運動によって増加した消費エネルギー量は安静状態の消費エネルギー量1METs分を引いた94.5 kcalです。
また、本文中にある8METs時間の運動量は、4METsの強度であったら合計で2時間、3.5METsの強度であったら概ね2.5時間（150分）の運動量に相当します。

高いと考えてよいでしょう。

運動の健康への影響を評価するときは、肥満も考慮しなくてはいけません。先述したように肥満自体も病気の原因となるからです。このＮＣＩからの論文には、ＢＭＩによる調整を行ってもがん発生リスクと運動量の関係はほとんど変わらなかったとあります。つまり、肥満かどうかには関係なく運動量だけを比較した結果で運動量ががんのリスクを下げたとされています。

ところでなぜ運動でがんのリスクが下がるのでしょう？

運動でがんのリスクが低下する理由として、ＮＣＩの著者らは、運動によって影響を受ける性ホルモンやインスリンが関わっている、運動が炎症や酸化ストレスなどを抑え免疫機能を改善する、などの機序《きじょ》を挙げています。また大腸がんでは、運動することで老廃物の消化管内通過時間が短縮され、がんのリスクが低下するという仮説を立てています。こうしたことが複合的に影響している可能性があります。

がん患者さんに勧める栄養

病気に備えて強い体を作る

これまでに、がん患者さんにとって体重と骨格筋量を維持すること、骨格筋を使うこと、すなわち運動の大切さをお話ししてきました。さらに、がんを含めて病気にかかったときには太っている人ほど予後がよいことについても説明しました。

しかし、実際に病気が進行してから体重を増やすことはなかなかできないでしょう。また、手術を受けることになってからは、なおさら体重を増やす時間がありません。では、どのようにしたらいいのでしょうか。

肥満パラドックスの項でお話ししましたように、30代から65歳くらいまではlong term killer（長い年月をかけて身体を蝕むもの）である肥満、メタボリックシンドロームを避けて体重を過度に増やさないようにすることが大切です。

メタボによって進行する動脈硬化、糖尿病への罹患などを防ぐためにはＢＭＩを18・5から25程度に保つことが望ましいでしょう。このＢＭＩは、身長が１７０センチの男性で53㎏から72㎏、同じく１５５㎝の女性では44㎏から60㎏ということになりますので、だいぶ幅があります。決して、ピンポイントの範囲に体重を維持する必要があるのではないのです。また88ページの図では、一見一般人のBMIが30でも、そんなに死亡の危険性が高くならないように思えます。

しかし、よく見ると一般人でBMIが30の人の死亡率はBMIが25である人のおよそ2倍になっています。やはり、若い人ではBMIの上限の目安は25前後とするのがよいと思います。

92ページでは、体重コントロールと栄養の摂り方について年齢に応じてギアをチェンジしていく必要があるとお話ししました。

65歳から75歳はギアチェンジを行うためのいわばボーダーゾーンで、個別に栄養の摂り方を考えていくことになります（93ページ図）。

なお、同い年の人よりかなり老けて見られる

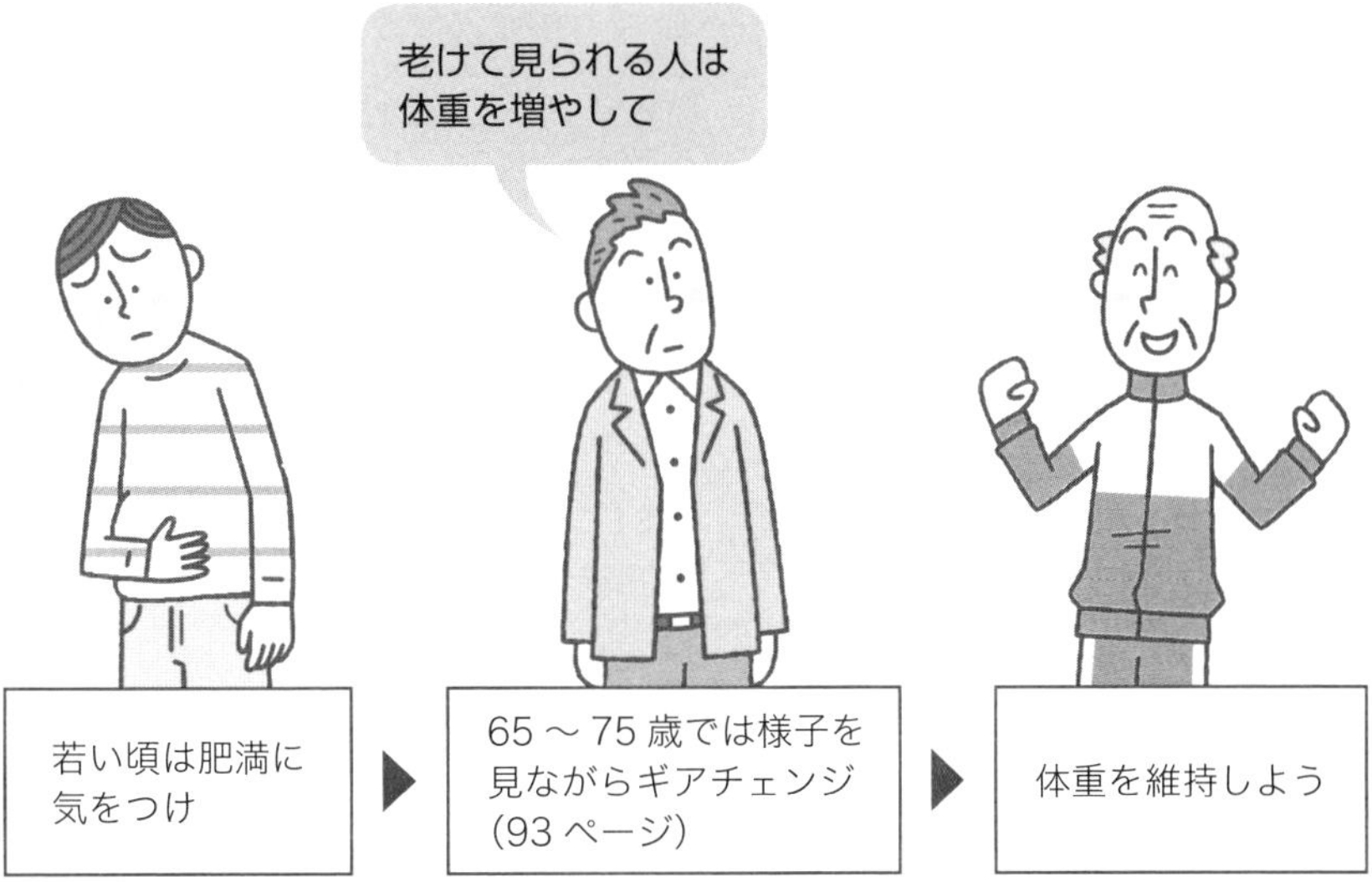
老けて見られる人は
体重を増やして
若い頃は肥満に
気をつけ
65～75歳では様子を
見ながらギアチェンジ
(93ページ)
体重を維持しよう

方は、もう少し早めに体重を増やすことを考えたほうがよいでしょう。見た目というのは生物学的な年齢とよく相関するからです。

若いころは、多少の差はあっても皆ほぼ年齢相応に見られるものです。それが60歳、70歳になると、驚くほど若く見える人、反対にかなり老けて見られる人とで個人差が出てきます。細胞分裂を重ねていくうちにＤＮＡの安定性、老けやすい体質などの「差」が明らかになっていくのかもしれません。

体重コントロールのギアチェンジ

「このごろ体力が落ちたな」と感じられる方もギアチェンジを考えてください。このギアチェンジを行う際も「がまんすることや節制は体によい」「食べたいものを食べたいだけ食べるのは体に悪い」といった都市伝説が邪魔をしそうです。世の中では「カロリー制限」「塩分制限」「脂質制限」といった制限が「体によい」と考えられているきらいがあります。

しかし、がんはもちろん、糖尿病や慢性腎臓病（ＣＫＤ）、心臓病、閉塞性肺疾患などと診断された方々もギアチェンジをする必要があります。とくにがんにかかった方は、年齢に関係なくギアチェンジするべきです。

それまでの「肥満を予防する体重コントロール」からギアを切り替え、栄養を積極的に摂取するようにし、身体機能を維持していくのです。では、実際にはどのように考えていけばよいのでしょうか。

ギアチェンジ後は、ＢＭＩが25以上の方は体重の維持と骨格筋量の維持・増加を目指します。88ページの図を見るとわかりますが、ＣＫＤ症例の死亡率低下はＢＭＩが25を超えると緩やかになっていきます。

ＢＭＩを5増加させることは大変ですし、その過程で新たな疾病に罹患する可能性があります。肥満パラドックスを検討した論文では、体重の変化（増加）がもたらす悪影響は加味されていません。体重が多いほうがよいとはいえ、急激な体重増加による影響はデータがないのです。ですから、ＢＭＩが25あれば、それで十分だと思います。

一方、現時点でＢＭＩが22より少ない人は、適正体重のＢＭＩとされている22を目標として緩やかな体重増、骨格筋量の増加を試みましょう。適度に運動しながらゆっくりと体重を増やしていくのです。体重の増加は2〜3カ月に1kg、年に3kg程度がよいと思います。この程度の速度で体重を増やすためには、体重を維持するより1日に150㎉ほどのエネルギーを余分に摂取すればよいのです。コンビニのおにぎりは1個あたり165〜190㎉だそうですので、それを1日に1個余分に食べればよいことになります。

なお、ＢＭＩが18・5を少し上回る程度かそれ以下の方は、もう少し体重増加のスピードを上げてもよいでしょう。

あまりたくさん食べられない人が体重を増やそうとする場合、食品選びで重要なのは栄養価の低い食品を避けて魚や肉、米、芋類など栄養価の高い食品を優先させることです。野菜は綺麗でおいしくて結構ですが、残念ながら栄養価は低いのです。したがって、野菜はエネルギーを効率的に摂取するのには向いていません。

野菜の摂取量を少々減らしても、ビタミン不足になる心配はまったくと言っていいほどありません。寒い所に住んでいる人たちは、野菜をあまり摂りません。イヌイットの人たちがその典型です。それでもなんの問題も起きないのです。また、ほんの50～60年前までの日本では、雪深い山里に住む人々は冬の間漬物の野菜を貴重な「野菜」として大切に食べていました。その程度の野菜の摂取量でも、ビタミン不足には陥らなかったのです。

実は、ほとんどのビタミンは野菜以外からたくさん摂取されます。また、腸内細菌もせっせとビタミンB群やビタミンKを作って供給してくれています。したがって、主に野菜から摂取するビタミンはビタミンCのみと言ってよいでしょう。そのビタミンCも、最近ではさまざまな食品に酸化防止剤として、また栄養強化を目的として添加されていますので「ビタミンを摂らなくては」と意識して野菜の摂取量を増やす必要はないのです。

体重を保つシステム

「そんなに食べたらブクブク太ってしまうのでは」という心配もいりません。人間の体重、体脂肪量はかなりしっかりコントロールされているのです。実際、お元気なお年寄りで「焼肉は大好きです。週に何回もバリバリ食べてます」とおっしゃる方にも、体重が増えて困っている人は皆無と言っていいでしょう。白色脂肪組織からはレプチンというアディポカイン（脂肪組織から分泌されるサイトカイン）が分泌されています。レプチンは、強力な食欲抑制作用と穏やかな交感神経刺激作用を有します。そのため、体脂肪が増えると食欲が落ちるとともに消費エネルギー量がわずかに増えるのです。* そして、体重は元に戻る方向に進みます。

お正月で少々体重が増えても、七草がゆを食べる、食べないにかかわらず、体重はもとに戻っていくものです。また、宴会で食べすぎた翌日、二日酔いでもないのに朝ごはんが要らないと感じるのはレプチンの作用かも知れません。

体重を5kg、10kg増やすには体重を一定に保つシステムに逆らうことになるため、相当な努力が要るのです。そう考えると、役作りのために外観が変わるほど体重を増やしたり減らしたりしている役者さんのプロ根性はものすごいですね。

また、先ほど「穏やかな体重増を目指しましょう」と言ったのには、レプチンの作用にスイッチが入らないようにするという意味もあるのです。

＊ Liu J, et al. Adv Exp Med Biol 1090: 145, 2018.

塩分摂取

食事の味付けは「お好きなように」でけっこうです。「お好きなように」とは、ご自分が一番おいしいと思う味付けで、という意味です。薄味がよいと信じるあまり、無理してまでも塩分を控える必要はありません。

しかし、心臓病や高血圧のために利尿薬を処方されている人、進行したＣＫＤの人は別です。身体に水分がたまってしまわないように、塩分を制限する必要があります。通常は、塩分と水分は体内で同一行動をとります。そのため、体内の水分量が増えることを避けなければならない人には塩分制限が必要です。

一方、それ以外の人に塩分制限は要りません。ピロリ菌に感染した人は塩分制限で胃がんのリスクを軽減できますが、胃がん対策で

ピロリ菌の年代別感染率の推移

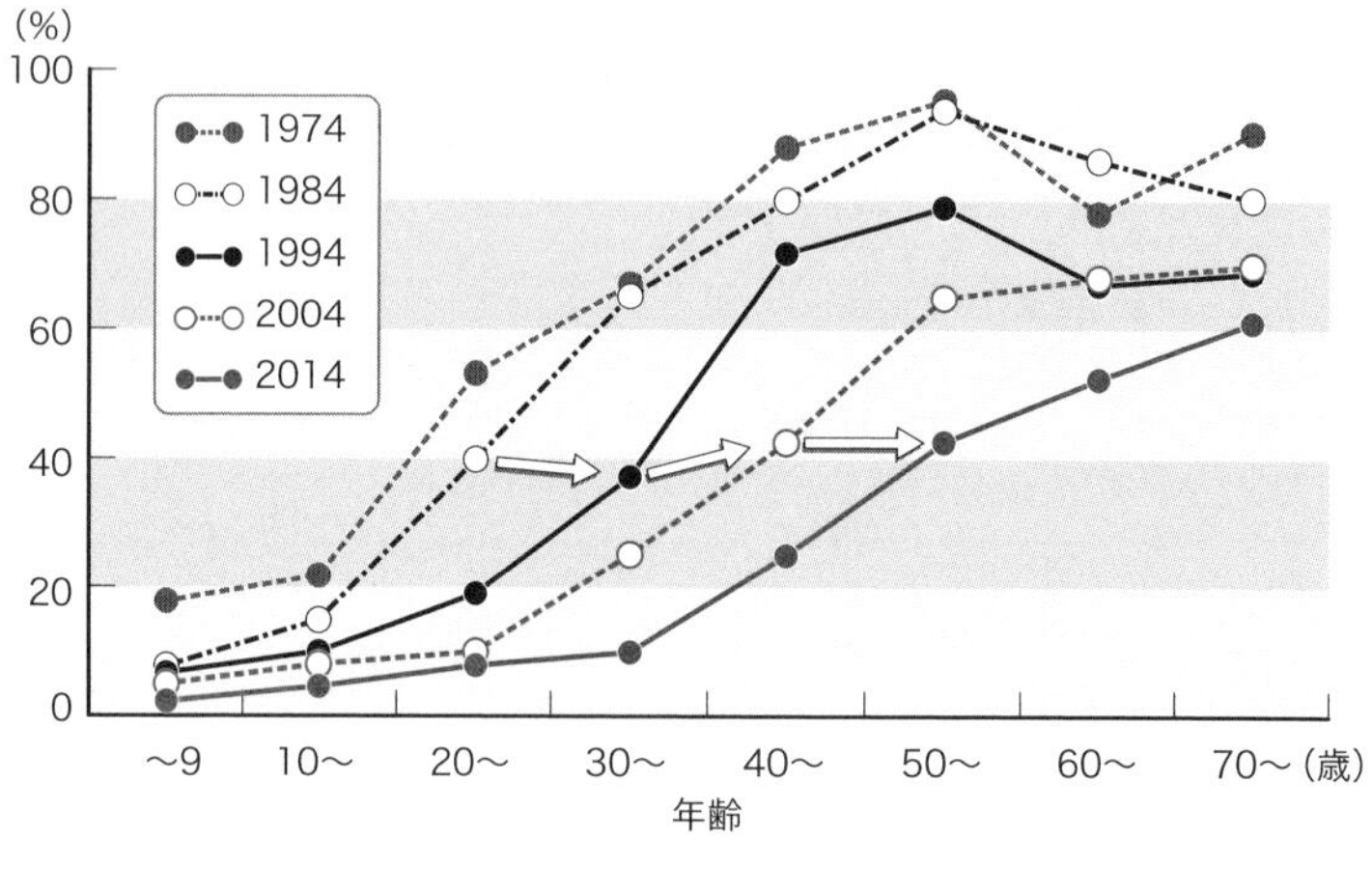

Fujisawa T, et al. J Am Gastroenterol. 94:2094-9, 1999.

何より大切なのは定期的な検診、上部消化管内視鏡検査（いわゆる「胃カメラ」）です。なお、ピロリ菌に感染したことがない人、未感染者には、胃がんの早期発見を目的とした上部消化管内視鏡検査は推奨されていません。それほど、ピロリ菌未感染者の胃がんにかかるリスクは低いのです。

日本では、ピロリ菌の感染率は若い人ほど低くなっています（前ページ図）これは、ピロリ菌は幼少期に飲んだ水を介して感染するからで、水道の普及によって飲料水が次第に衛生的になってきたためです。

当たり前なのかも知れませんが、１９８４年に20代だった人のピロリ菌感染率はその10年後の１９９４年に30代だった人、20年後の２００４年に40代だった人、30年後の２０１４年に50代であった人とほぼ同じです

50歳以下の胃がん死亡率は男性も女性も年々減少している

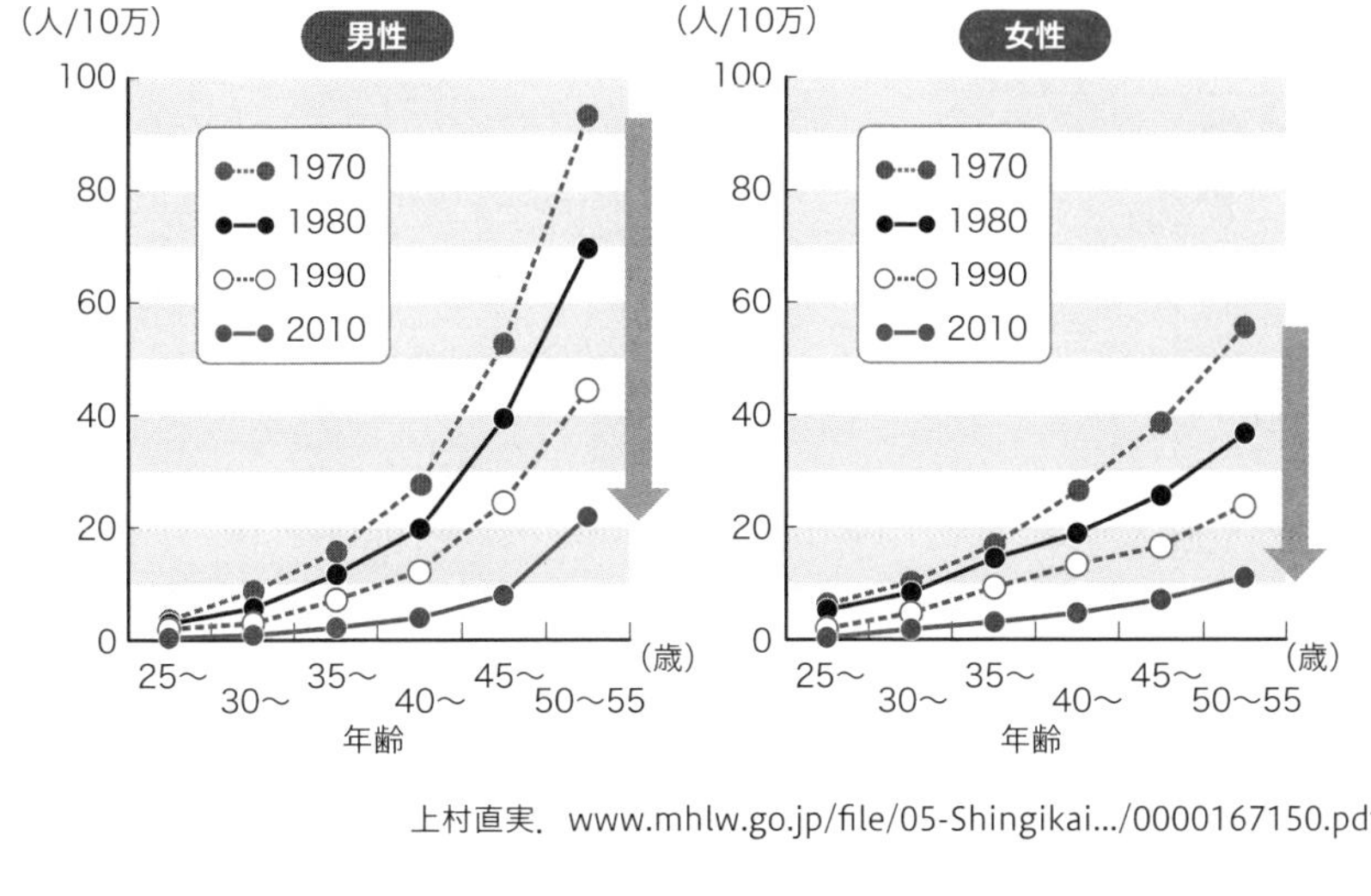

上村直実．www.mhlw.go.jp/file/05-Shingikai.../0000167150.pdf

（同図）。

日本では、ピロリ菌の感染率が年々減少しています。また、若い人のピロリ菌感染率の低下は若年者の胃がん死亡率低下にも反映されており、50歳以下の胃がん死亡率は男性も女性も年々減少しているのです（前ページ図）。なお、上部消化管内視鏡検査や血液検査、呼気検査などでピロリ菌陽性と診断された方でも、早期の除菌によってその後の胃がんのリスクを軽減できることがわかっています。ぜひ、ピロリ菌の除菌を受けてください。

塩分摂取量と平均寿命の話に戻ります。面白いことに、都道府県別に塩分の消費量と平均寿命の関係をみると、ほとんど無関係です。なお、統計学的にはまったく有意ではないのですが、回帰直線はわずかに右肩下がり（塩分摂取量が増えると平均寿命が短くなる）で

日本人の塩分摂取と平均寿命（都道府県別）

都道府県別に塩分の消費量と平均寿命の関係をみると、ほとんど無関係

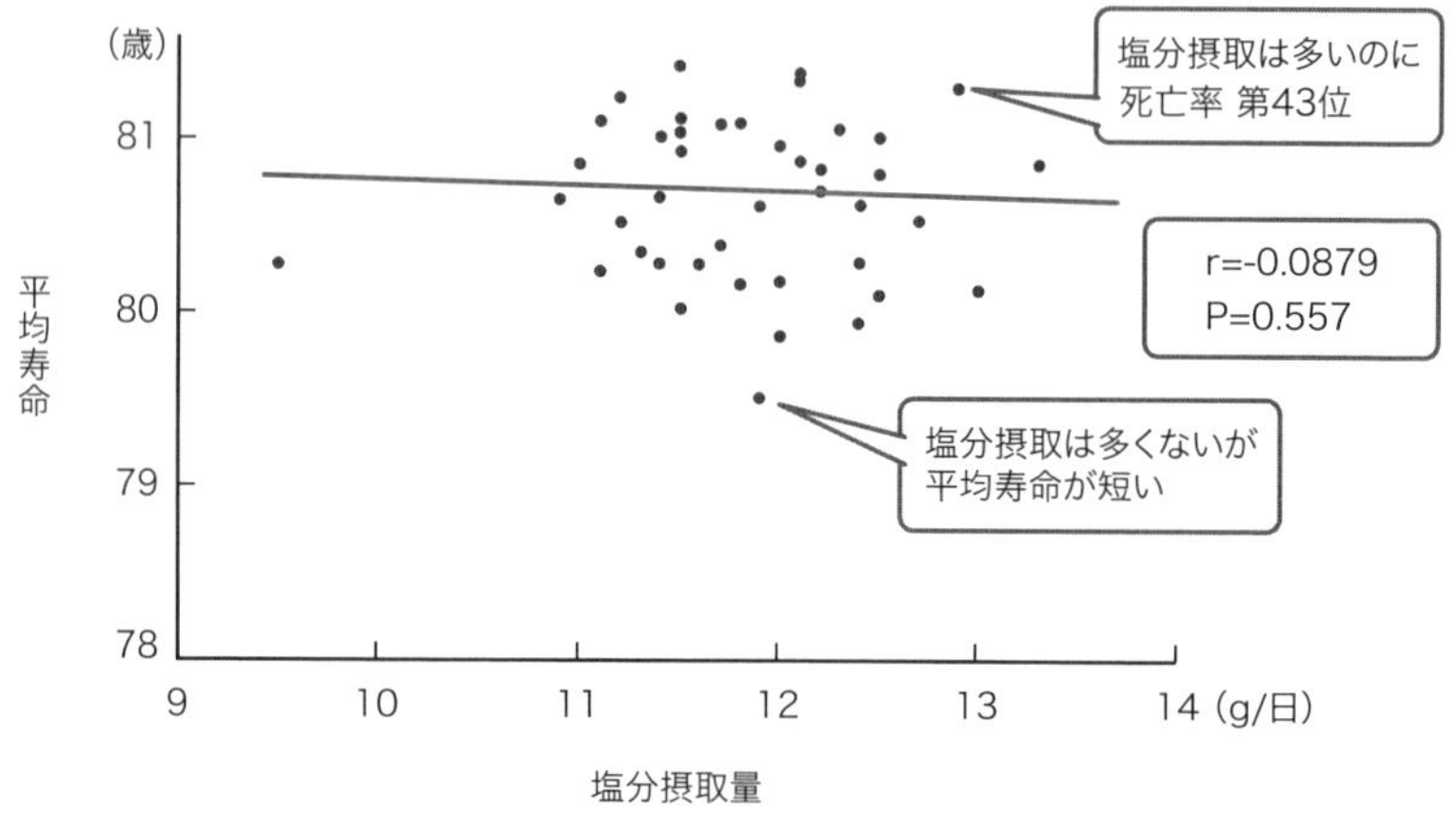

す。しかし、日本のがん死のトップであった胃がんは、ピロリ菌感染率の低下を背景に今後は年々減少することが確実です。塩分摂取量と関連が明らかな胃がんによる死亡が減少すれば、このわずかな回帰直線の「右肩下がり」はなくなってしまうかも知れません。

食べる量については「お好きなだけ」です。食べたいものをお好きなだけですから、食事のバイキングですね。ただし、元を取るために苦しくなるまで無理をしてお腹に詰め込む「バイキング」ではありません。本当のバイキングは「食べたいものを満足するまで」です。満足するまでちょうどよく食べて、幸せな気分になるような食事をお勧めします。

このように太ることを気にしないように食べたうえで、後でお話しするように運動をしてください。

手術に備える栄養管理

がんに対する手術を受けることが決まった患者さんでは、術前に行った栄養評価で高度の栄養不良が認められる場合、手術の延期が可能であれば、10〜14日間の栄養管理を行ってから手術することが勧められています。*

栄養状態の評価に用いる簡易栄養状態評価表（Mini Nutritional Assessment、MNA–SF）を次ページに示します。医療従事者が用いる方法ですが、一般の方々でも簡単に栄養状態を評価することができます。

＊ Weimann A, et al. Clin Nutr 36: 623, 2017.

栄養不良のまま手術を受けると術後の回復が遅れ、感染症や合併症などを発症する割合が増え、加えて予後に悪影響が及ぶ可能性があります。一方、栄養不良が判明した患者さんに対して手術までに適切な栄養管理をすると、感染症や合併症が起こるリスクを低減できます。2週間以内ですから、通常その間に体重が増えることはありません。それでも、栄養管理の効果が広く認められているのです。

がんの手術前には、栄養価の高い食品を選んで摂取しましょう。たんぱく質の含有量が通常のスープの8倍（1杯あたり8g）入っているスープ（クノールたんぱく質がしっかり摂れるスープ、味の素など）が市販されています。なかなか濃厚な味です。試してみる価値はあるでしょう。また、3度の食事に1

栄養状態を評価できる簡易栄養状態評価表

過去3カ月間で食欲不振、消化器系の問題、そしゃく・嚥下困難などで食事量が減少しましたか？
0＝著しい食事量の減少　1＝中程度の食事量の減少　2＝食事量の減少なし
過去3カ月間で体重の減少がありましたか？
0＝3kg以上の減少　1＝わからない　2＝1～3kgの減少　3＝体重減少なし
自力で歩けますか？
0＝寝たきりまたは車椅子を常時使用 1＝ベッドや車椅子を離れられるが、歩いて外出はできない　2＝自由に歩いて外出できる
過去3ヶ月間で精神的ストレスや急性疾患を体験しましたか？
0＝はい　2＝いいえ
神経・精神的問題の有無
0＝強度認知症またはうつ状態　1＝中程度の認知症　2＝精神的問題なし
BMI（体重（kg）÷［身長（m）］^{2}）はどれに当てはまりますか？
0＝BMIが19未満　1＝BMIが19以上、21未満　2＝BMIが21以上、23未満 3＝BMIが23以上

スクリーニング値…12-14＝栄養状態良好　8-11＝低栄養のおそれあり　0-7＝低栄養

Mini Nutritional Assessment, MNA-SF.

杯ずつ添えれば、それだけで24g、必要とされるたんぱく質量の1／3を補えます。

食が進まない方は、薬局やドラッグストアで手に入る栄養剤を試してみるのもいいでしょう。1日に1～2本、1回に30～50mLずつ、6～8回に分けて食事の間に飲むことをお勧めします。このように栄養剤を少量ずつ摂取することを、経口的栄養補助（oral nutritional support、ONS）といいます。一口で飲める量を頻回に摂取するので、sip feeds（一口ずつ食べる食事、ちびちび摂る食事）とも呼ばれます。この方法で栄養剤を摂取すると、三度三度の食事にあまり影響しないとされています。

なお、ONSとして摂取するのに適した経腸栄養剤は数多く市販されています。濃度もさまざまで、少量でバランスのよい栄養を摂る工夫もされています。また、バニラ風味やコーヒー味はもちろん、抹茶味、黒糖味、トマトスープ味、和風鰹だし味まであります。どのようなものがあるか、お近くの薬局で薬剤師の方に相談されるのもよいでしょう。

また、大きな手術の前の数日間に500mL～1000mLの経腸栄養剤を投与することもあります。いずれにしても主治医は最善のことを考えますので、説明をよく聞いて、安全な手術になるよう備えましょう。

手術後の栄養摂取

術後はクリティカルパスというスケジュールに従って、退院までの管理が画一的に行われます。そのため、入院期間は以前と比較して大変短くなりました。体重や骨格筋量を落とさないための食事とリハビリテーションは、退院してから本格的に始めることになります。

がんにかかったから、あるいはがんの手術を受けたからといって食べてはいけないものはありません。確かに胃腸の手術を受けた後は、多少は消化のよいものを心がけるべき時期がありますが、それも一定期間のみです。どんなものでもよく噛んでゆっくり食べれば、何を食べてもよいのです。

しかし、まじめな患者さんほど「何を食べてもいいですよ」とお伝えすると戸惑ってしまうかも知れません。「あれをしてはいけない」「これは食べてはいけない」という制限を守り、最善を尽くしたいと思われるのでしょう。ここでも、がまんや節制は体によいという、根拠のない思い込みがあります。

日本胃癌学会から出されている『胃がん治療ガイドラインの解説　一般用（患者さん向け）』には「ゆっくり、よく噛んで食べる」「栄養のあるものを食べる」「なんでも食べてよい」とあります。[*]次ページにその要約を示します。胃がん治療ガイドラインは、胃がん診療において我が国の指導的立場にある各領域の専門医が、集積されたエビデンスを念頭に置いて話し合って定めた胃がん診療の指針です。また、それを解説する『一般用』は、胃がんの治療を受ける患者さんやそのご家族に向けて作られたもので、インターネットでも見る

＊ www.jgca.jp/pdf/GL2IPPAN.pdf

胃がんの治療ガイドラインより、患者さんの食事へのアドバイス

1. 口で補う よく噛むことで食物が細かくされ、ある程度消化も行われる。 あまり噛みすぎないようにする。
2. ゆっくり食べる 詰め込むような食べ方は良くない。 あまり時間をかけすぎないようにする。
3. 少なめに食べる 体重を減らさないようにと思って無理してはいけない。 自分に適した量は自分で決める。
4. 食べてすぐ横にならない 食べたものが胃から出ていくようにする。
5. 少量で栄養のあるものを食べる 油を使った食品、肉、魚、芋、米類、卵、チーズ、豆類がよい。 野菜（大根や白菜）のカロリーは知れたものである。
6. 水分も忘れずに―水は食事より大事 水、お茶、スポーツドリンクなどを飲んで脱水を防ぐ。
7. 甘いものは食べてよい ダンピング症状（後期症状）が起こった時のために、ポケットにあめ玉、氷砂糖など甘いものを入れておく。
8. 寝る直前は固形物を食べない 食物が胃の中にとどまり、もたれ感や逆流の原因になる。
9. なんでも食べてよろしい お刺身も新鮮ならば問題ない。 香辛料やカレーライス、コーヒーも制限する必要はない。
10. お酒は？ 肝機能がよければお酒を飲んでもかまわない。 ビールで苦しくなったらワインか日本酒にする。

『胃がん治療ガイドラインの解説　一般用（患者さん向け）』
www.jgca.jp/pdf/GL2IPPAN.pdf より一部改変

ことができます。

食道がんや胃がんの手術を受けた患者さんは、胃の容量が減っているのに、体重をなるべく減らさないようにしなくてはなりません。ですから、栄養価の高い食品を選ぶようにしましょう。100g当たりの栄養量が多い食材は肉、魚、米、芋類、豆腐などです。また、油を使った料理はエネルギー量が大きくなりますので、効率良くエネルギーを摂取することができます。

一方で、野菜類は重さや嵩《かさ》の割には栄養がありません。もちろん食卓を彩る重要な食材ですが、栄養学的な優先順位は肉や米などに劣ります。

昔は、胃の手術を受けたら「油物は、1年は避けるように」「海藻類は（腸に詰まるので）避けるように」などと説明していました。しかし、このような栄養指導にはまったく科学的な根拠がなかったのです。たとえば、胃の手術を受けて1年経たなければ油物を食べることができない根拠を示した研究などないのです。

消化器の手術を受けた後も、ゆっくり食べさえすればなんでも食べることができるようになる。これは、医師が必要に応じて消化薬や消化管の機能を改善させる薬、漢方薬などを投与して達成すべきことです。術後に患者さんの消化能が低下した状態で食物を制限し、それによって消化器症状の出現を抑えようとするのは感心しません。また、食べてもまったく問題がないものを意味なく制限することにもなりかねません。いろいろなんでも食べているうちに、そのうちちゃんと、何をどのように食べればいいのかお腹で判断できるようになります。

また、先述の『胃がん治療ガイドラインの解説　一般用』には「胃の手術を受けた人は、ビールを飲んだ後のげっぷをうまく出せなくなります。慣れてうまく出せるようになればビールも飲めるようになりますが、できない場合には無理をせず日本酒かワインに切り替えればよいのです」といった趣旨の記述もあります。つまり、お酒も飲みすぎさえしなければまったく大丈夫なのです。さらに私個人の見解ですが、お盆とお正月、その他にもなにかとっても素敵で嬉しいときには、少しくらい飲みすぎてもよいでしょう。

ご家族のなかには、外来で「先生、夫にこれ（手術）を機会にお酒をやめるよう言ってください」と迫る方がいらっしゃいます。言われているご本人は頭をかいて苦笑していることが多いですね。「お酒をやめさせたい」というご家族の発言にも「（少々過剰であっても）心配することが愛情」「なんでも制限することが体によい」という、日本人特有の考え方があるのかも知れません。

もちろん、お酒が原因で肝臓や膵臓の病気を患っているのに断酒ができなかった方はそうすべきです。しかし、医学的にお酒をやめるべき理由がなく、上手にお酒を飲んで人生を楽しんでいらっしゃる人ならばどうなのでしょうか。ご家族を守るために一生懸命働いて、さらにがんになって手術を受けた。それならば、少々の大酒家であったとしても私は患者さん側につきます。適度にお酒を飲んで、「生きていてよかったなぁ」と思う。手術から回復したら、そんな人生を送っていただきたいです。患者さんの幸せを守るのが医師の使命ですので。

このように、栄養指導では食べてはいけないものを示す必要はなくなりました。栄養豊富なものを上手に摂取する方法を考えて、患者さんやご家族と力を合わせるのが病院スタッフの、とりわけ管理栄養士の務めになったのです。

体重を維持・増加させる食事

食べたいものを食べたいだけ、とお話ししましたが、食物に含まれる栄養素を理解しておくと食事が楽しくなりますし、体重減少の抑制に有効です。まず、栄養のバランスに注意しながら、とくに高たんぱくの食事を心がけることが大切です。ここで言う「栄養のバランス」とは「多種類の食材をバランスよく」の意味ではなく「三大栄養素である糖質、たんぱく質、脂質をバランスよく」なのです。

ここからは、食品に含まれる栄養素、とくに大切な三大栄養素についてお話しします。まず、糖質です。

現代の日本人は、男性が平均260〜280g/日、女性は200〜225g/日の糖質を摂取しています（次ページ図）。糖質の摂取量に年代間の差はあまりありません。もともと日本人はお米中心、糖質中心の食事を摂っていましたが年々その摂取量は減少し、今の糖質摂取量はほぼ消費量に見合ったものだと思います。

糖質は、脳をはじめいろいろなところでエネルギー源、燃料として使われます。糖質の基礎的消費量、つまりなにもしていなくても消費される量は１３０～１６０ｇ／日と考えられています。少なくともこれだけは糖質を摂らないと、糖質の消費を賄えません。

詳しく糖質の消費量を見ていきましょう。糖質を消費する最大の臓器は脳です。脳の重量は男性が１３５０～１４００ｇ、女性が１２００～１２５０ｇといわれています。だいたい、体重の50分の1強でしょうか。その脳は、一日に１００ｇのブドウ糖を消費するのです。熱量に換算すると４００㎉になり、

日本人の糖質摂取量

男性は平均 260 ～ 280g/ 日、女性は 200 ～ 225g/ 日の糖質を摂取

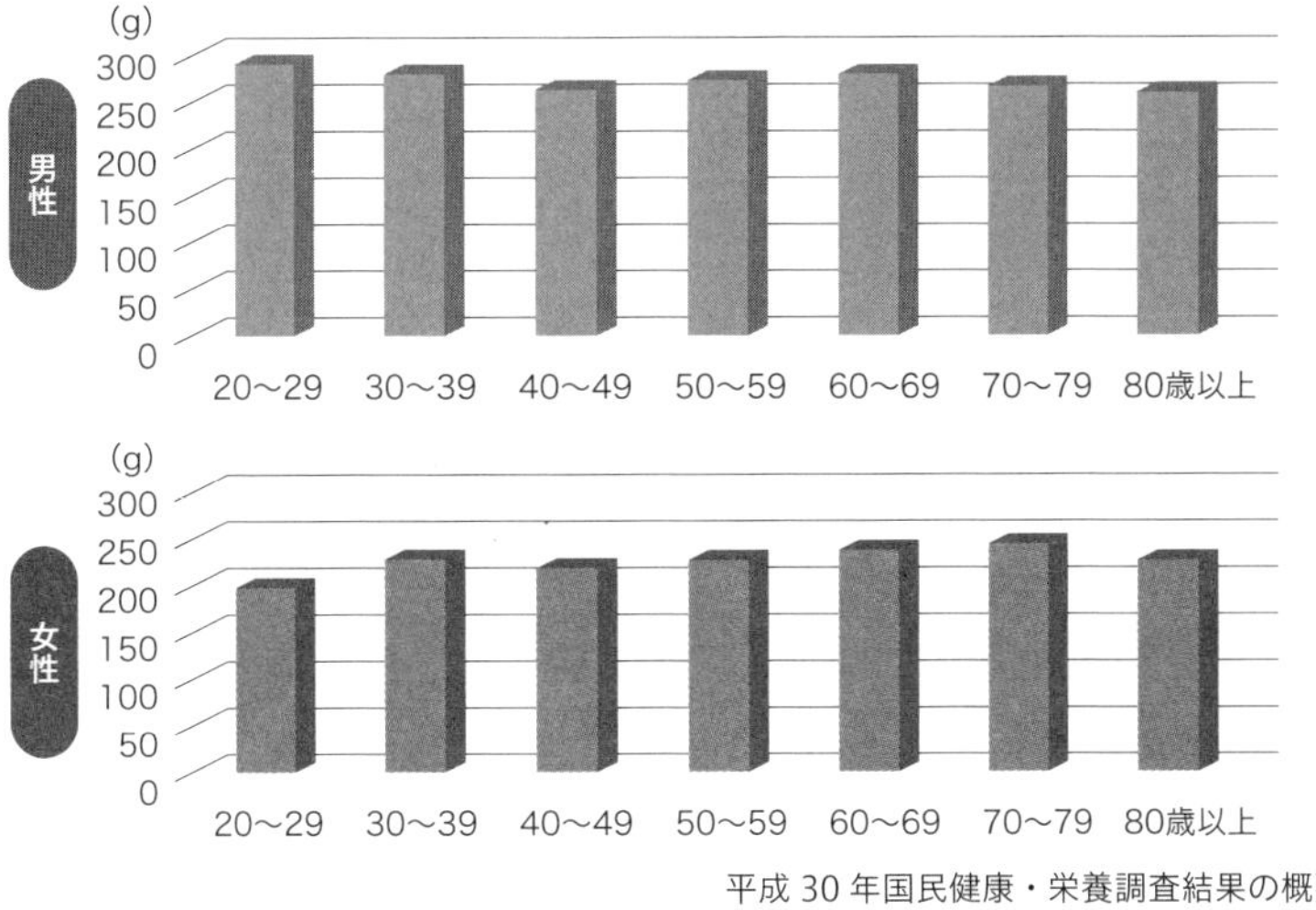

平成 30 年国民健康・栄養調査結果の概要

これは全身が消費するエネルギーの概ね5分の1に相当します。重さの割には、ずいぶんたくさんのエネルギーを消費しますね。ものを考える、記憶する、全身から情報を集めて体を動かす脳細胞の働きには、大量のエネルギーが必要なのです。

骨格筋、とりわけ高齢者にとって大切な遅筋や、心臓の筋肉である心筋の主な燃料は脂肪酸です。しかし、脂肪酸がミトコンドリアの中で燃えるときには糖質の助けが必要です。私たち医師は医学生時代に生化学の講義で「脂質は糖質の炎で燃える」と習いました。また、赤血球はブドウ糖しか燃料に用いることはできませんし、腎臓の細胞にも糖質を好んで燃やすものがあります。それらを合わせると、日常生活を送っている日本人は摂取量とほぼ同量の糖質を消費していると考えられるのです。

したがって、男性で1日に250～280g、女性は200～230gが糖質の至適摂取量の目安なのです。とはいえ「250gの糖質」といわれてもピンとこない場合は、市販のおにぎりは糖質量がだいたい40～50gほどと覚えていただくとよいでしょう。お茶碗のサイズにもよりますが白飯1膳（150～160g）では55～60gほどです。1日3食、ご飯はお茶碗1膳の食事をしていれば、おかずと合わせてほどほどの量の糖質を摂ることができるのです。

昨今「糖質制限ダイエット」が提唱されています。しかし、糖質の必要量を考えずに闇雲に制限すると害となります。ケトン食療法を行ったときと同じ現象が起こるのです（58

糖質量のめやす

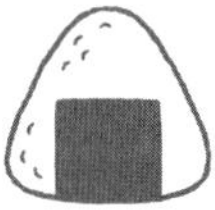

おにぎり１個＝糖質 40 〜 50g

販売されているものには糖質量を表示してあることが多い。栄養表示に糖質の項目がない場合は炭水化物を参考にする。
なお、炭水化物とは糖質と食物繊維を合わせたものである。

白飯お茶碗１膳 150 〜 160g ＝糖質 55 〜 60g

ページ）。

一方、消費量を大幅に上回る糖質を摂取すると、肝臓や骨格筋のブドウ糖のプール（グリコーゲン）は瞬く間に満杯になります。ブドウ糖をグリコーゲンの形で貯蔵できるのは、肝臓に１００ｇ、骨格筋内に３００ｇに過ぎません。このうち血液を介して他の臓器や細胞に回すことができるブドウ糖は、肝臓に貯められている１００ｇのみなのです。糖質の基礎的消費量が１３０〜１６０ｇ／日であることを考えると、ブドウ糖の体内貯蔵量は大変少ないことがわかります。なお、肝臓内のブドウ糖の蓄えは、48時間の絶食で枯渇するといわれています。したがって、毎日少なくとも2度、朝と晩は糖質（米、芋など）をしっかり摂取することが大切です。

肝臓と骨格筋のグリコーゲンプールが満杯

になった後も糖質の摂取を継続すると、肝臓や脂肪組織、骨格筋内で脂肪の合成が亢進します。骨格筋の中に脂質が貯まると、骨格筋へのブドウ糖の取り込みが阻害されて耐糖能が低下します。

このように不足も過剰もよくない糖質ですが、がんの患者さんは糖質の不足にとくに注意すべきです。

たんぱく質（アミノ酸）に話を移します。

私たちの身体のさまざまな細胞、臓器、器官、酵素、ホルモンなどをつくる原料となるのがたんぱく質で、20種類のアミノ酸が結合してできています。アミノ酸の中には、体内で合成できないために食品から摂取しなければならない「必須アミノ酸」があります。必須アミノ酸が1つでも不足すると、たんぱく質の合成に支障をきたします。

筋肉は、食事として摂取したアミノ酸をたんぱく質に合成して貯蔵する倉庫の役目も果たしています。反対に、空腹時や身体に侵襲が加わったときには骨格筋からアミノ酸が血液中に放出されます。燃料に用いられる以外にも、アミノ酸は核酸を始めとする重要な物質の合成に用いられます。いろいろな意味で、たんぱく質・アミノ酸は最強の栄養素と言えるでしょう。

通常の生活では、このように毎日くり返される骨格筋量の増減を自覚することはありません。しかし、栄養の摂取不足が長引くと、骨格筋量の減少による身体機能の低下が明らかになります。ちなみに、肝臓内のブドウ糖の蓄えがなくなると1日75ｇの骨格筋たんぱくが分解され、そこで得られたアミノ酸が肝臓や腎臓でブドウ糖を作るために利用されます*。

たんぱく質の量に5をかけると概ね骨格筋の重さになりますので、１日に75ｇのたんぱく質が骨格筋から放出されることは、４００ｇ近くの骨格筋の喪失を意味します。これは、とくに高齢者には大変なことです。

どのくらいたんぱく質を摂るか

１日に合成されるたんぱく質の量は年齢によって異なります。たんぱく質の合成能力は新生児が最も高く、年をとるにつれて低下していきます。成人は体重１kgあたり３ｇといわれていますが、20代と60代以降ではかなり

摂食時、空腹時および低栄養時の栄養素の動態

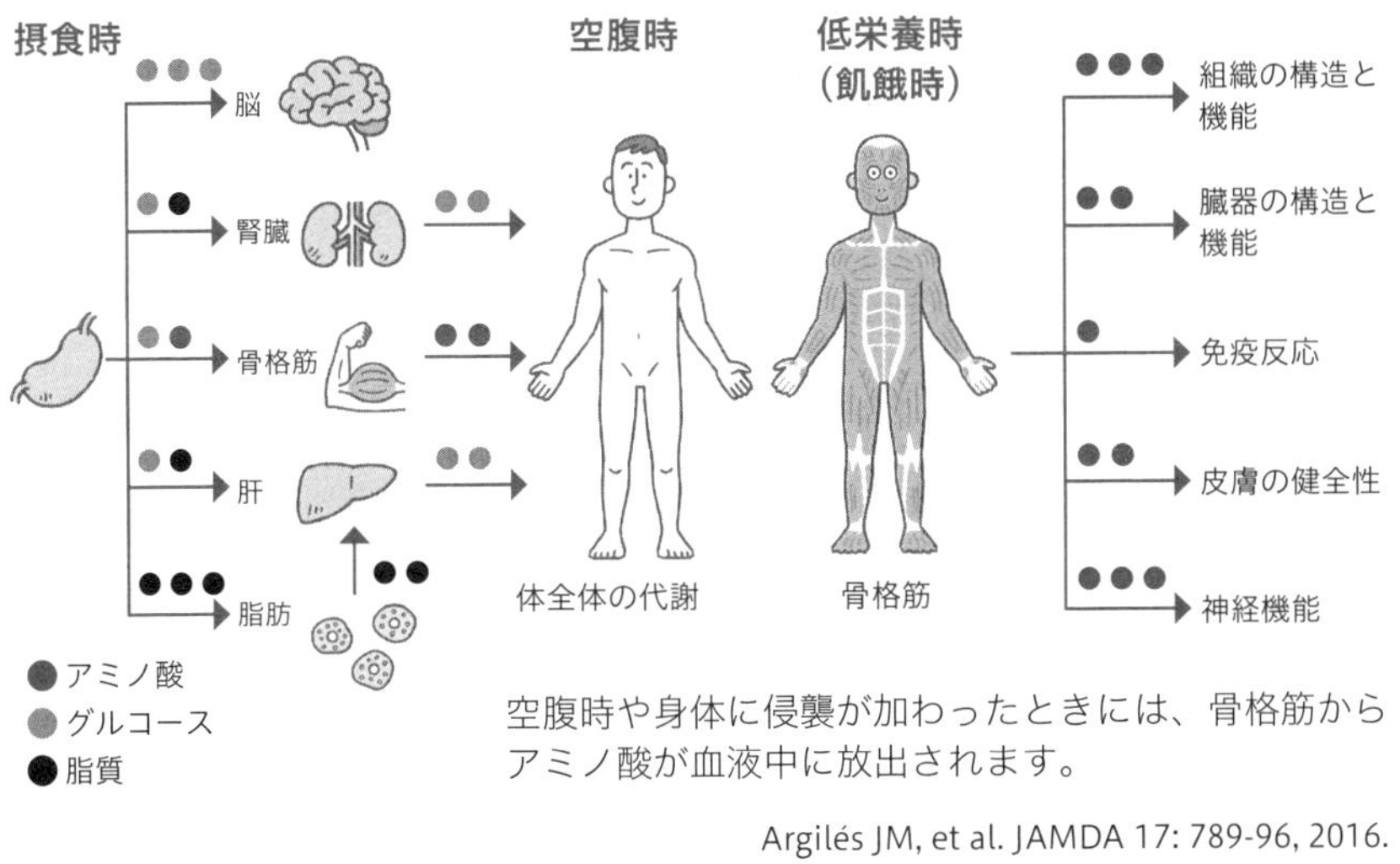

空腹時や身体に侵襲が加わったときには、骨格筋からアミノ酸が血液中に放出されます。

Argilés JM, et al. JAMDA 17: 789-96, 2016.

＊ Berg JM、ほか. ストライヤー生化学　第８版.
入村達郎、ほか　監訳. 東京化学同人 , 東京 , p766, 2018.

個人差があります。高齢になるほどたんぱく質の合成効率が低下すると考えられるので、摂取量を増やしていきましょう（下図）。

また、人間が生きていくうえで日々避けることのできないたんぱく質の喪失があります。不可避的たんぱく喪失といって、健康な成人で0.6g／kg／日、体重が60kgの人なら1日36gです。この量を補えなければ、理論上は不足した分だけ体内のたんぱく質が減っていきます。さらに重要なのは、この不可避的たんぱく喪失は加齢に伴って大きくなると考えられることです。高齢者は、若者には問題がないと考えられる量（0.8g／kg／日）のたんぱく質を摂っていたのでは筋肉が萎縮することが報告されています。* 高齢者ではたんぱく合成の閾値《しきい》が高くなることを示す現象ですね。

高齢になるほどたんぱく質の合成効率が低下する

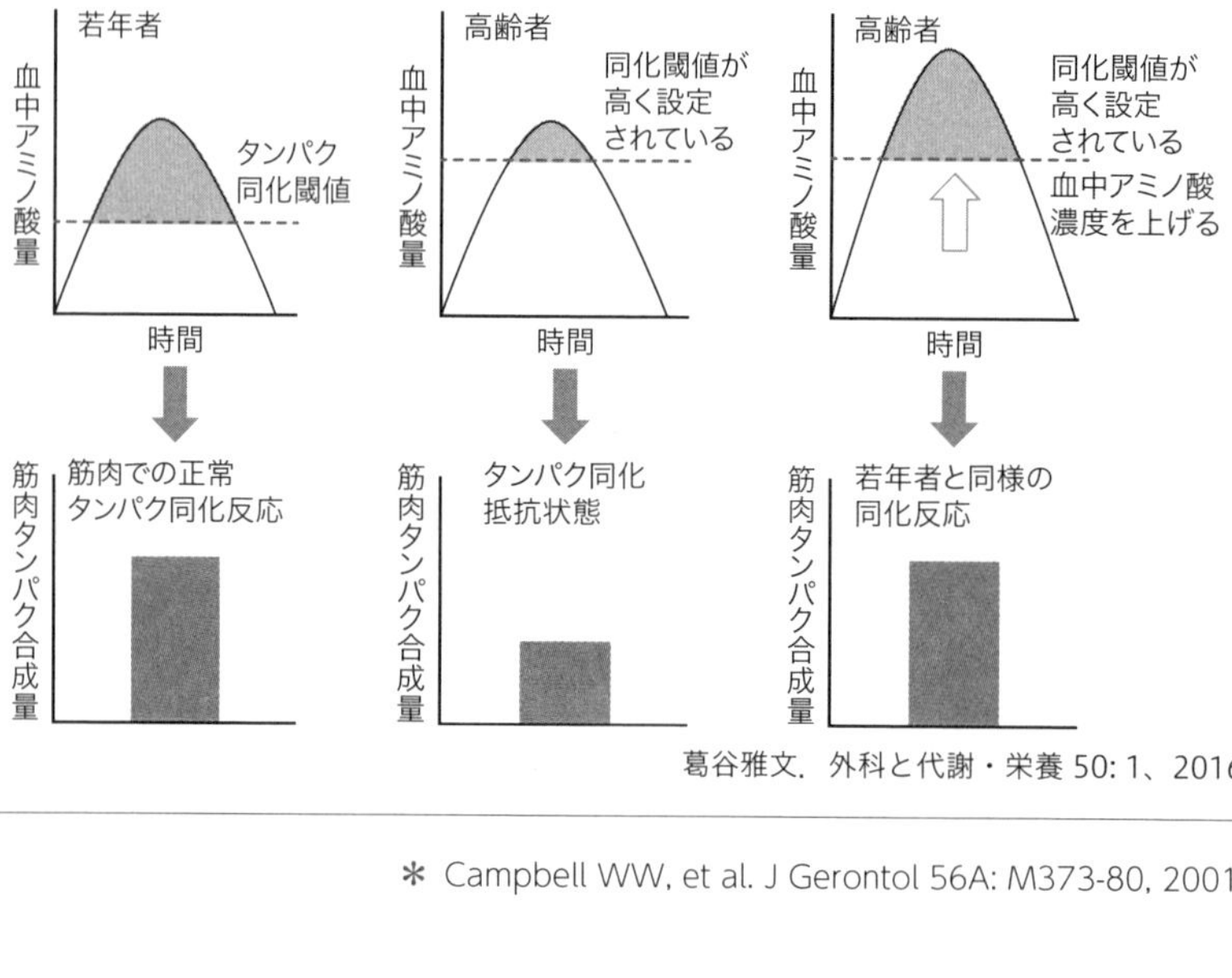

葛谷雅文．外科と代謝・栄養 50: 1、2016

＊ Campbell WW, et al. J Gerontol 56A: M373-80, 2001.

70歳以上が1日に必要とするたんぱく質は、日本人の食事摂取基準（厚生労働省）によると男性60g、女性50gです。また、『サルコペニア診療ガイドライン2017年版』では1日に適性体重1kgあたり1g（1g／kg／日）以上のたんぱく質摂取を推奨しています。これらは「最低限の量」と考えてください。さらに、がん患者さんや「最近筋力が衰えてきた」と感じる方では、これらの1.2倍程度が「最低限」だと思います。

欧米では、高齢者には1.5g／kg／日、体重が60kgの人であったら90g／日のたんぱく質摂取を勧める論文もあります。そのなかでは「高齢者のたんぱく質摂取量を増加させると、骨や腎機能、神経機能、心血管系に有害であろうという懸念には根拠がない。実際、これらの機能の多くは、高齢者にたんぱく質を多

日本の高齢者は若者と同じくらいたんぱく質を摂っている

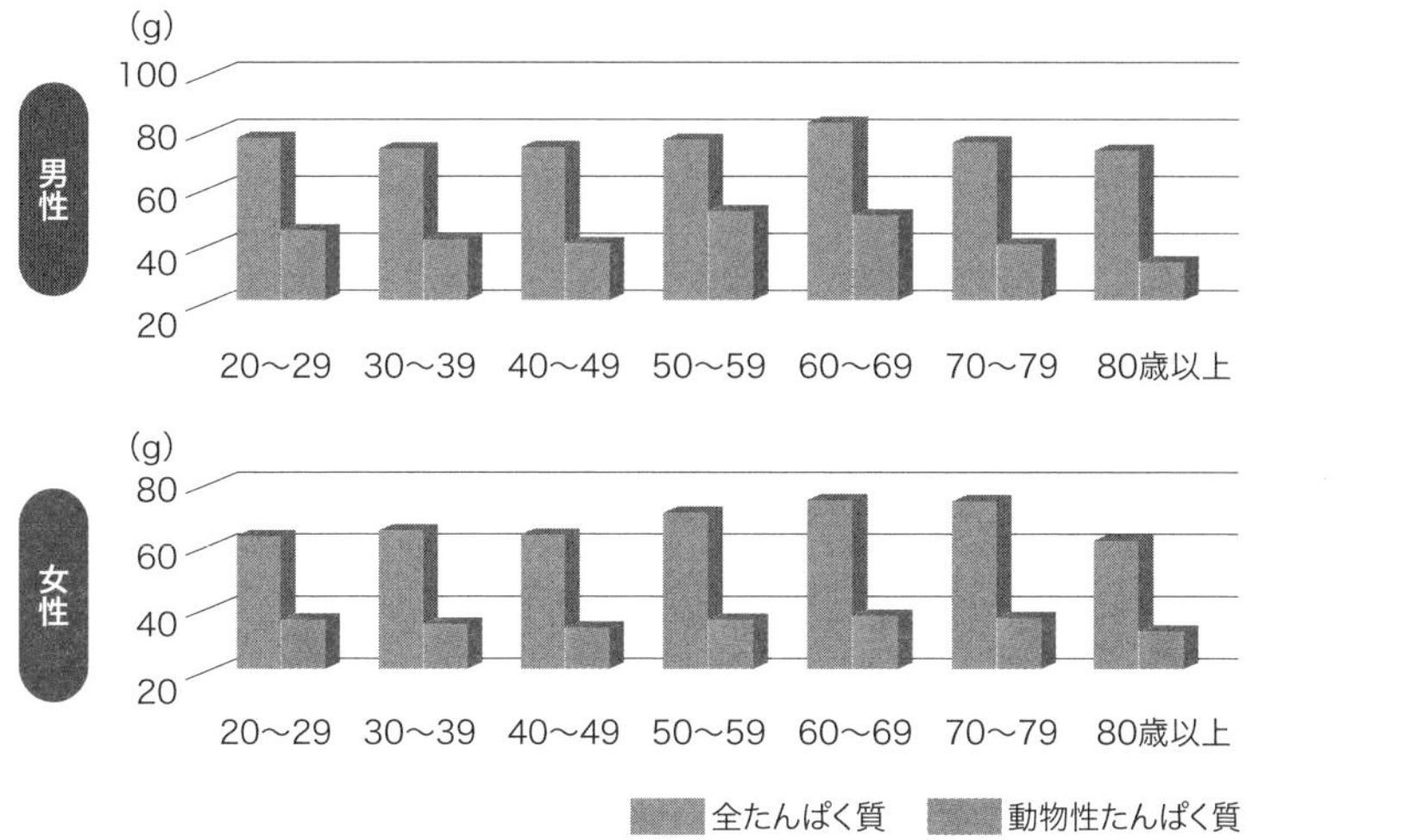

平成30年国民健康・栄養調査結果の概要

く摂取させると改善する」と述べられています*。

なお、日本の高齢者は若者と同じくらいたんぱく質を摂っています（前ページ図）。驚くことに、たんぱく質摂取量のピークは男女ともに60歳代にあり、女性は80歳以上になっても20歳代から50歳代とほぼ同じ量のたんぱく質を摂っているのです。これには、わけがあると思います。

動物にとって、骨格筋の量を保てないのは命を守るために大変なマイナスです。筋肉量が減って身体機能が低下すると、危険から逃げるのに時間がかかります。食べ物を獲得する競争にも勝てません。抗生剤が普及するまでは、転んで大きなけがをしたら傷が化膿して命取りになりました。

したがって、筋力が衰え始めた人がたくさんたんぱく質を摂取するのは、骨格筋量、身体機能を維持して自分の命を守ろうとする本能的な行動ともいえるのです。

なお、たんぱく質を制限しなくてはならない病態はそう多くありません。肝硬変で血液中のアンモニア濃度が異常に高い場合や、透析に入る前の2型糖尿病ではない慢性腎臓病くらいでしょうか。一方、糖質は過剰摂取で高血糖になりますし、脂質を大量に経口摂取すると脂肪性の下痢を起こします。安全に大量摂取できる点でも、たんぱく質は優れた栄養素といえます。

＊ Wolfe RR, ほか . Clin Nutr 27: 675-84, 2008.

ロイシンとHMBの効果

必須アミノ酸のうちロイシン、バリン、イソロイシンは分岐鎖アミノ酸（BCAA）と呼ばれます。これらは骨格筋の主な構成成分であるアクチン、ミオシンの主成分です。また、BCAAの代謝産物は骨格筋の燃料に用いられます。さらに、ロイシンとその代謝産物であるβ-ヒドロキシ-β-メチル酪酸（β-hydroxy-β-methylbutyrate、HMB）は、骨格筋たんぱく合成のスイッチを入れることがわかっています。

BCAAは肉類、乳製品などに多く含まれており、高齢者ではBCAAの摂取量が少ないとサルコペニアを発症するリスクが高くなるといわれています。骨格筋量を増やすためには、筋肉にとってことさら重要なアミノ酸であるBCAAの摂取、とくにタイミングのよい摂取が鍵となります。

運動によって骨格筋線維は傷つきます。ロイシンやHMBには、運動によって傷ついた骨格筋線維、骨格筋たんぱくを保護する作用があります。また、運動の直後にこれらを摂取すると、前述したように骨格筋たんぱく合成のスイッチが入ります*。同時にたんぱく質合成の基質であるアミノ酸が適切に供給され、血糖の上昇とそれに伴うインスリン分泌の亢進が重なると、骨格筋線維は運動前より肥大する（骨格筋量が増加する）のです。

骨格筋合成のスイッチを入れること、良質なアミノ酸の供給、この二つの観点から牛乳

* Wilkinson DJ, et al. J Physiol 599: 2911, 2013.

のたんぱく質に焦点をあててみましょう。
牛乳に含まれるたんぱく質は、ホエイたんぱくとカゼインに分けられます。ホエイは乳清とも呼ばれ、ヨーグルトの表面にたまっている透明の液体のことです。ホエイたんぱくは消化速度が速いので、牛乳を飲んだ後、最初にホエイたんぱくが消化・吸収されます。ホエイたんぱくのなかにはＢＣＡＡが大量に含まれており、ここでロイシンによる筋たんぱく合成のスイッチが入ります。
牛乳に含まれるたんぱく質の約80％を占めるカゼインは、ホエイたんぱくと比較して消化速度が遅いのです。そのため、カゼイン由来のアミノ酸の吸収には時間を要し、そのアミノ酸の血中のピークが後ろに来るため、血中アミノ酸濃度の高値が遷延《せんえん》します。[*]
このような吸収されるタイミングの「ずれ」

ホエイたんぱくとカゼインを摂取した後の血中アミノ酸濃度

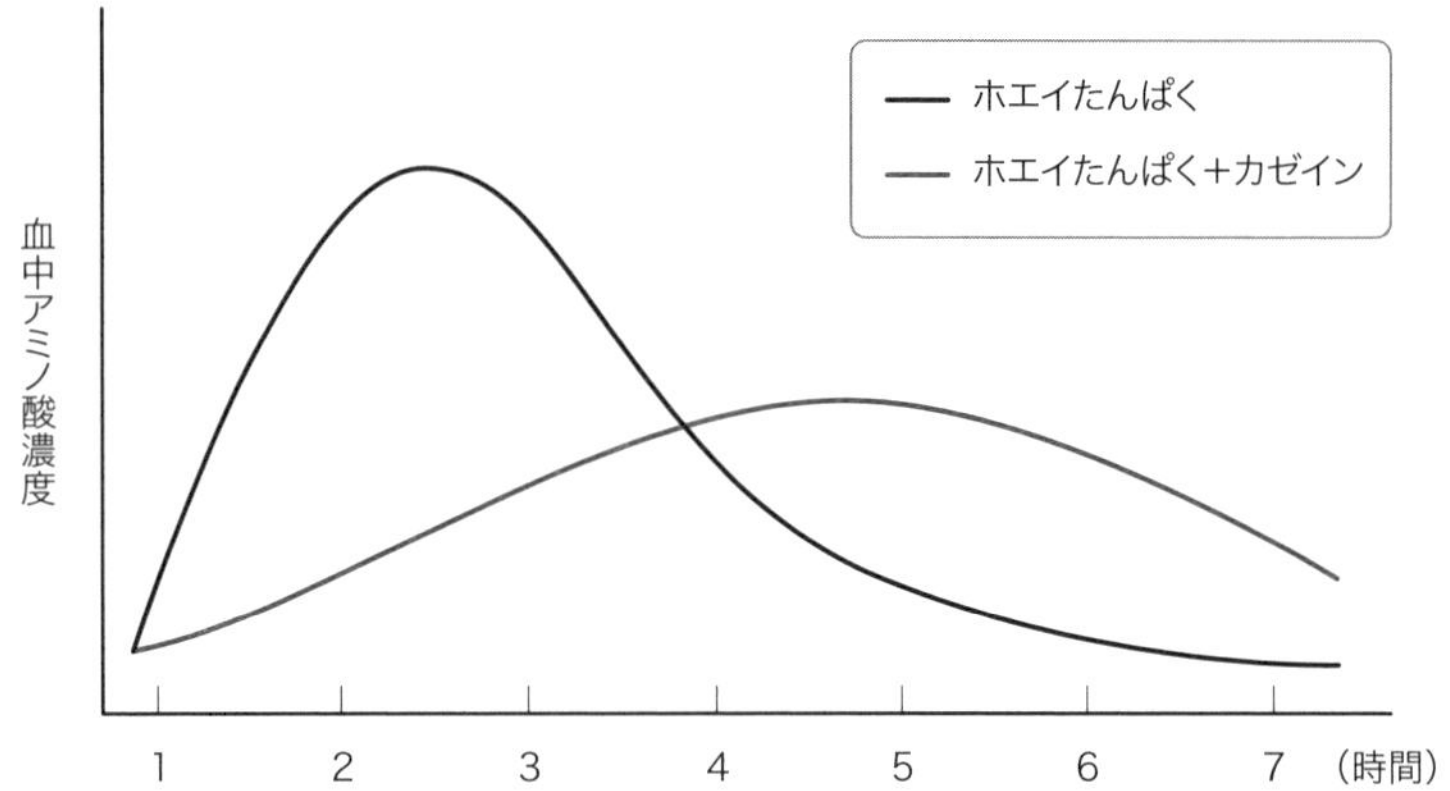

牛乳のたんぱく質のうちホエイたんぱくは比較的消化速度が速く、カゼインの消化吸収はゆっくり長く続くので、両方を投与した場合には血中アミノ酸濃度の上昇が長時間持続する。

＊ Reidy PT, et al. J Nutr 143: 410, 2013.

によって、ホエイたんぱくとカゼインの両方を含む牛乳を飲んだ場合には筋たんぱく合成の亢進が長時間持続すると考えられるのです。

また、牛乳には乳糖という糖質や乳脂肪も含まれているため、エネルギーも同時に補給できます。筋たんぱく合成のスイッチを入れるタイミング、そのあとに継続する適切な材料の供給。絶妙です。

また「骨格筋量を増やす効果を狙った栄養剤」もなかなかの優れものです。

ロイシンもしくはHMBを含むだけでなく、エネルギーを十分に含有するものや口あたりのよいゼリータイプのものなどさまざまな製品が市販されています。脂質も含むものはONS（125ページ）を兼ねることができますし、さっぱりした口当たりのよさを重視した製品もあります。

ネット通販で取り寄せておくと、買いに行く手間が省けて便利です。どれにしたらよいかわからない場合、やはり薬局やドラッグストアで薬剤師の方からアドバイスを受けるとよいでしょう。

慢性腎臓病（CKD）とたんぱく制限

CKDの患者さんには、長きに渡ってたんぱく制限を受けている方も多いと思います。

したがって「エネルギーとたんぱく質を十分に摂って体重を増やすように」といわれても、

骨格筋量を増やす効果を狙った栄養剤

製品名（メーカー）	容量	熱量（kcal）	たんぱく質量（g）	BCAA量（g）	ロイシン（g）	HMB含有	炭水化物（g）	脂質（g）	ビタミンD（μg）	特　徴
リハデイズ（大塚製薬工場）	125 mL	160	11.0	3.4	2.3		24.0	2.22	20.0	ONSを兼ねることができる。ビタミンDを強化してある。
メイバランスリハサポートMini（明治）	125 mL	200	10.0	2.5	1.38		29.2	5.6	1.5	ONSを兼ねることができる。
メディミルロイシンプラス（味の素）	100 mL	200	8.0	2.07	1.44		20.4	10.3	20.0	ONSを兼ねることができる。ビタミンDを強化してある。
リハたいむゼリー（クリニコ）	120g	100	10.0	2.5	1.40		15.0	0.0	20.0	口当たりがよい。ビタミンDを強化してある。
アミノエールゼリーロイシン40（味の素）	103g	30	3.0	1.8	1.2		8.8	0.0	14.0～35.0	口当たりがよい。ビタミンDを強化してある。
サルコファイバー（フードケア）	100g	100	3.0	3.0	1.5		23.4	0.0	25.0	ロイシンのみを含有している。ビタミンDを強化してある。
アバンド（アボットジャパン）	24g（粉末）	82	14.0	0	0	○	8.0	0.0	0.0	HMBを含んでいる。

2020年2月作成

抵抗がある方は多いと思います。

実際少し前までは、CKDの進行を遅くするためにたんぱく制限が有効と考えられ、多くの患者さんに行われてきました。しかし、15の臨床試験の結果を合わせて解析した結果、2型糖尿病（糖尿病のほとんどがこのタイプです）の患者さんにたんぱく質の制限を行っても腎臓の機能の低下速度には影響しないことがわかったのです。[*1]

また、欧米ではCKDの患者さんに身体機能の低下が見られた場合、たんぱく質の摂取量を増やすことが勧められています。[*2] CKDの患者さんでも、身体機能の回復を目的としてたんぱく質の摂取量を増やすことのメリットは大きいのです。

肥満パラドックスのところでお話ししましたように、進行したCKDの患者さんは体重が減らないように注意する必要があります。たんぱく質を制限すると、体重や骨格筋量が減少しやすくなります。たんぱく制限に病気の進行を遅くする効果を期待できないのであれば、なおさらきっちりとたんぱく質を摂るべきなのです。

脂質も摂取する

たんぱく質とともに、食事に揚げ物を加えたり野菜サラダにドレッシングをかけたりして脂肪の摂取量も適切に増やしていく必要があります。従来は、ともすれば「健康の敵」と考えられていた脂肪ですが、重要なエネルギー源、最大の備蓄燃料です。安静時の骨格

＊1 Rughooputh MS et al. PLoS One 10(12):e0145505, 2015

＊2 Ikizler TA, et al. Kidney Int. 84:1096, 2013.

筋は85%のエネルギーを、心筋は60〜70%のエネルギーを脂肪酸の燃焼によって得ています。

また、がん患者さんが必要なエネルギー量を摂取しようとするとき、脂肪を減らすと糖質が過多になります。糖質の量を適正にし、かつ十分なエネルギー量を保つためには脂質の適切な摂取が必要となるのです。

油といったら肉の脂肪や卵のコレステロールが体に悪いと考えて避ける方もいらっしゃるでしょう。しかし、それにも誤解があります。

食物から摂取される脂質は、大きく分けて中性脂肪とコレステロールです。中性脂肪はグリセリンに脂肪酸が結合した構造をとっていて、通常結合している脂肪酸は三つです（トリグリセリド、トリアシルグリセロール、T

中性脂肪（トリグリセリド、トリアシルグリセロール、TG）の構造

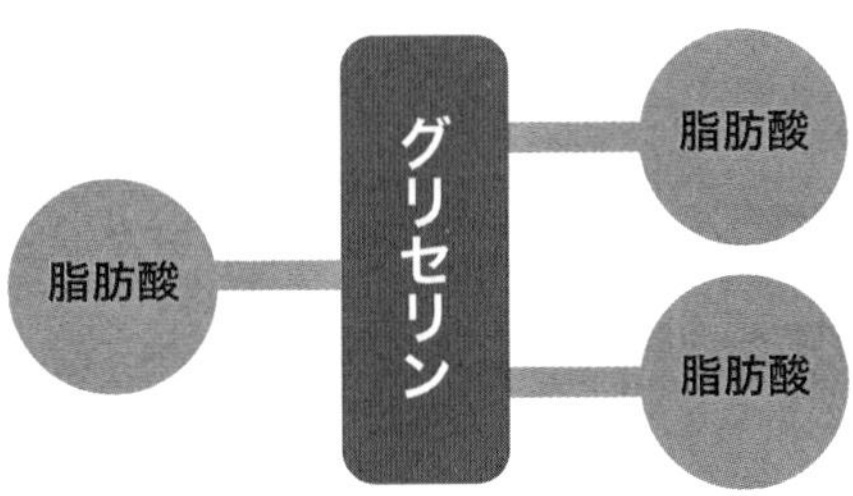

1分子のグリセリンに3分子の脂肪酸が結合している。脂肪酸からはミトコンドリア内でアセチルCoAが切り出され、TCAサイクルに入る。一部のアセチルCoAは細胞質に戻り、コレステロールの材料となったり再び脂肪酸に合成されたりする。グリセリンは肝臓や腎臓で代謝されてブドウ糖になる。中性脂肪のエネルギーに占めるグリセリンの割合はごくわずか（20分の1、あるいはそれ以下）である。

G、図)。脂肪酸には飽和脂肪酸(SFA)、一価不飽和脂肪酸(MUFA)、多価不飽和脂肪酸(PUFA)があります。SFAとMSFAはヒトを含む動物の体内で合成されますが、PUFAは合成することができない必須脂肪酸です。

室温で固形を保つのはSFAの特徴です。ラードに多く含まれているパルミチン酸が代表的なSFAです。またマーガリンには、冷蔵庫から出してすぐに心地よくトーストに塗ることができるよう、人工的に作られたSFAが程よく含まれています。一方、MUFAは室温では液状で、オリーブオイルに多く含まれているオレイン酸がその代表です。PUFAも室温では液状であり、キャノーラ油に豊富に含まれるαリノレン酸、コーン油に豊富なリノール酸が有名です。

脂肪酸は大切な燃料ですが、コレステロールの原料にもなります。ヒトの体内で合成されるコレステロールは1日に1~1・5gで、食物から吸収されるコレステロールはその1/3から1/5ほどと考えられています。なお、食物中のコレステロールはすべて吸収されるわけではなく、吸収効率は20~80%(平均50%ほど)です。

コレステロール、とくに悪玉コレステロールであるLDLの血液中の値が高い状態が長く続くと、動脈硬化が進行して心筋梗塞や脳梗塞のリスクが高まります。コレステロールの生体内の生成を抑える薬(スタチン)には、虚血性心疾患や脳卒中を予防する効果が証明されています。一方、コレステロールの摂取制限で虚血性心疾患や脳卒中を予防できるかは証明されていません。コレステロールの吸収を阻害する薬剤も同様です。

そのため、米国農務省（ＵＳＤＡ）と保健福祉省食品医薬品局（ＦＤＡ）は２０１５年２月、コレステロールの食事からの摂取を制限する必要はないと発表しました。日本でも「日本人の食事摂取基準２０１５年版」（厚生労働省）ではコレステロール摂取量の上限が削除されています。

一方、体内で合成されるコレステロールの主な原料であるＳＦＡの摂取量についてはどうなのでしょうか。

我が国で行われた45〜74歳の男女約８万２千人を対象とした追跡調査で、ＳＦＡの摂取量と脳出血、脳梗塞、心筋梗塞罹患との関連が調べられました。その結果、ＳＦＡ摂取が多くなると心筋梗塞リスクは上昇しましたが、脳卒中（深部脳出血や穿通枝脳梗塞）のリスクは低下する傾向が示されました。* 心筋梗塞が怖いか脳卒中が怖いかですが、なによりこの結果は食べ物と発がんリスクのところでお示しした研究結果と同様、とても弱いものなのです。ＳＦＡとともに摂取される動物性たんぱく質の栄養素としての優越性、エネルギーとしての脂肪の重要性などを考えると、ＳＦＡを制限するメリットはほとんどないと考えられます。

このように、コレステロールもＳＦＡも普通に食事をしていれば摂取量を気にしなくてもよいのです。月に何回か焼き肉をたらふく食べても何の問題もないでしょう。楽しい食

＊ Yamagishi K, et al. Eur Hart J 34: 1225-32, 2013.

事の際に特定の食材をわざわざ除けて食べる必要は無いのです。

ちなみに、ＳＦＡが体内で合成される際の主な材料は糖質です。糖質を摂りすぎた場合、余剰の糖質が肝臓や脂肪組織、筋肉内で主にＳＦＡに合成されるのです。なお、合成された脂肪が肝細胞内に病的に蓄積した状態が脂肪肝です。脂肪肝の原因は、脂肪の摂りすぎではなく糖質の摂りすぎなのです。

ＢＭＩが25を超えている方や脂肪肝といわれた方は、long term killer（長い年月をかけて身体を蝕むもの）である過栄養状態から脱するため摂取エネルギー量を少しだけ減らし、緩徐な体重減少を目指すのがよいでしょう。その際には肉を中心にたんぱく質をたくさん摂って適度な運動をし、骨格筋量が減らないよう気をつけなくてはなりません。また脂肪の吸収効率は悪く、糖質はほぼ１００％が吸収されることを考えますと、体重を減らす際に控えるべきなのは主に糖質です。

骨格筋を作る運動

リハと栄養はベストカップル

前項では、体重と骨格筋量を維持・増加させるためには適切に摂取する栄養がいかに重要かをお話ししました。しかし、十分に栄養を摂取するだけでは体脂肪しか増えません。また、栄養状態が不良であるのに運動ばかりすれば傷ついた筋線維の修復が行われず、骨格筋はかえって萎縮することになります。

栄養状態が不良な状態での運動が筋肉を萎縮させる現象の典型が、慢性閉塞性肺疾患（COPD）患者にみられる呼吸筋の萎縮です。COPDでは、呼吸をするのに力がいるようになります（努力性呼吸）。そのため、呼吸をするために呼吸筋が消費するエネルギーはCOPDでない人の10倍に及びます。それだけ呼吸筋に負荷がかかっている、骨格筋が運動をしているということです。一方、COPDでは呼吸困難が原因で食欲が減退し、しばしば栄養状態が悪化します。そのため低栄養下に呼吸筋へ大きな負荷がかかる状態が続き、呼吸筋の萎縮が進んで呼吸困難が一層悪化するのです。

十分な栄養を摂取するだけでもいけない。運動だけをすればよいというものでもない。

適切な栄養摂取とリハビリテーションやエクササイズ、トレーニングはまさにベストカップルなのです。

体を動かそう

基本的に、日常生活のなかでの運動はそんなに大変なものではありません。トレーニングウェアやスポーツシューズを買う必要もなく、動きやすい服装であればけっこうです。

まず、運動量をこれまでより少し増やすようにしましょう。今の体力、体調に合わせて運動を始め、量を徐々に増やしていきます。毎日の運動が無理なら、週に2〜3回でも効果が期待できます。

元気で体力に余裕のある方は、筋力をアップさせるための運動を行ってもよいでしょう。筋力アップのためには、持久力トレーニ

運動しよう

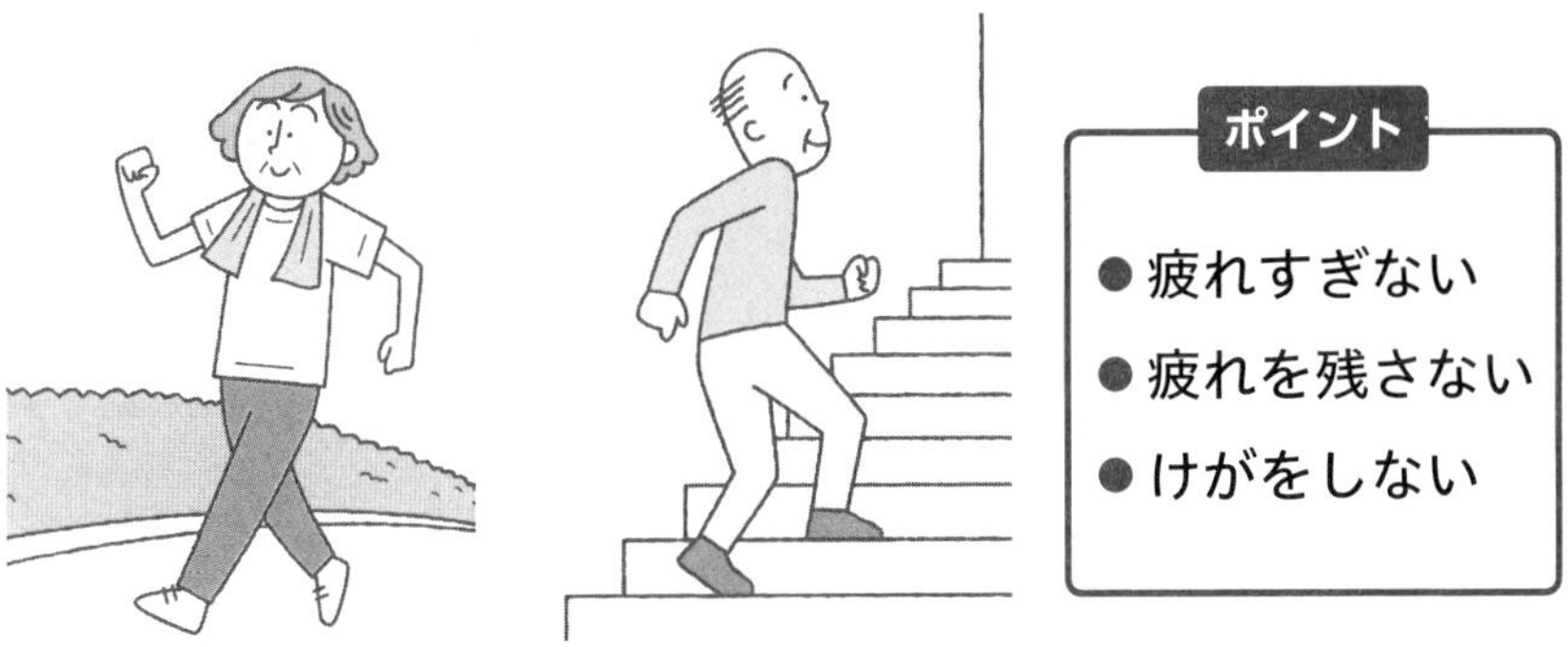
ポイント
疲れすぎない
疲れを残さない
けがをしない

ウォーキングなどで活動量を増やし、いつもより少し疲れるくらいの負荷をかけた運動で徐々に筋力アップ

ング（エンデュランストレーニング）に負荷をかけて行う筋力トレーニング（レジスタンストレーニング）を組み合わせることがお勧めです。手術を控えている人でそれまで体の不自由を感じたことのない方は、少々疲れるくらいの負荷をかけ、筋力をアップしておくとよいと思います。運動メニューについてかかっている病院に相談するのも一つの方法です。なお、けがをしないように十分気を付けてください。

しかし、そこまでできる人はそもそも骨格筋量に問題のない元気な人です。体力、運動能力には個人差があります。体力が落ちている人が「トレーニングしなくては」「体を鍛えなくては」と肩に力を入れ、無理をする必要はありません。

外出できないときには、在宅でのセルフトレーニングをお勧めします。私が勤務している病院のリハビリテーション科は、立ったり座ったりさまざまな姿勢でできる7種類の運動を解説したパンフレット（次ページ）を作り、患者さんにお勧めしています。

朝のラジオ体操もお勧めです。ラジオ体操の歌から始まって、ラジオ体操第一、余裕があればラジオ体操第二へと進みましょう。ご存じかもしれませんが、ラジオ体操は第二のほうが第一より少し運動量が多く、下肢の筋力をアップする内容になっているそうです。体力に応じて挑戦してみてください。

大事なのは、一つひとつの体操をきっちり行うことです。幼いころの、スタンプをもらうのを楽しみに、夏休みの朝に町内の会場へ通ったことを思い出しながら体操しましょう。

病院でも患者さんに体を動かすことを勧めています

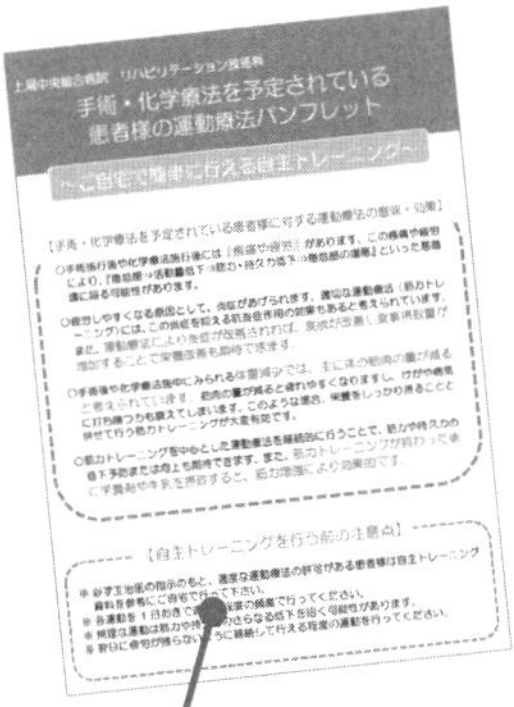
上尾中央総合病院　リハビリテーション技術科
手術・化学療法を予定されている
患者様の運動療法パンフレット

運動を勧める理由や効果、注意点（パンフレットより）

○手術施行後や化学療法施行後には『疼痛や疲労』があります。この疼痛や疲労により、『倦怠感⇒活動量低下⇒筋力・持久力低下⇒倦怠感の増悪』といった悪循環に陥る可能性があります。

○疲労しやすくなる原因として、炎症があげられます。適切な運動療法（筋力トレーニング）には、この炎症を抑える抗炎症作用の効果もあると考えられています。

○手術後や化学療法施中にみられる体重減少では、主に体の筋肉の量が減ると考えられています。筋肉の量が減ると疲れやすくなりますし、けがや病気に打ち勝つ力も衰えてしまいます。このような場合、栄養をしっかり摂ることと併せて行う筋力トレーニングが大変有効です。

紹介するトレーニングの一例

座ってできる運動 かかと上げ-つま先上げ（ふくらはぎ-すねの筋肉）

❶ まず椅子に背筋を伸ばしてまっすぐ座ります。

❷ 次にかかと→つま先→かかとの順番でリズムよく持ち上げます。

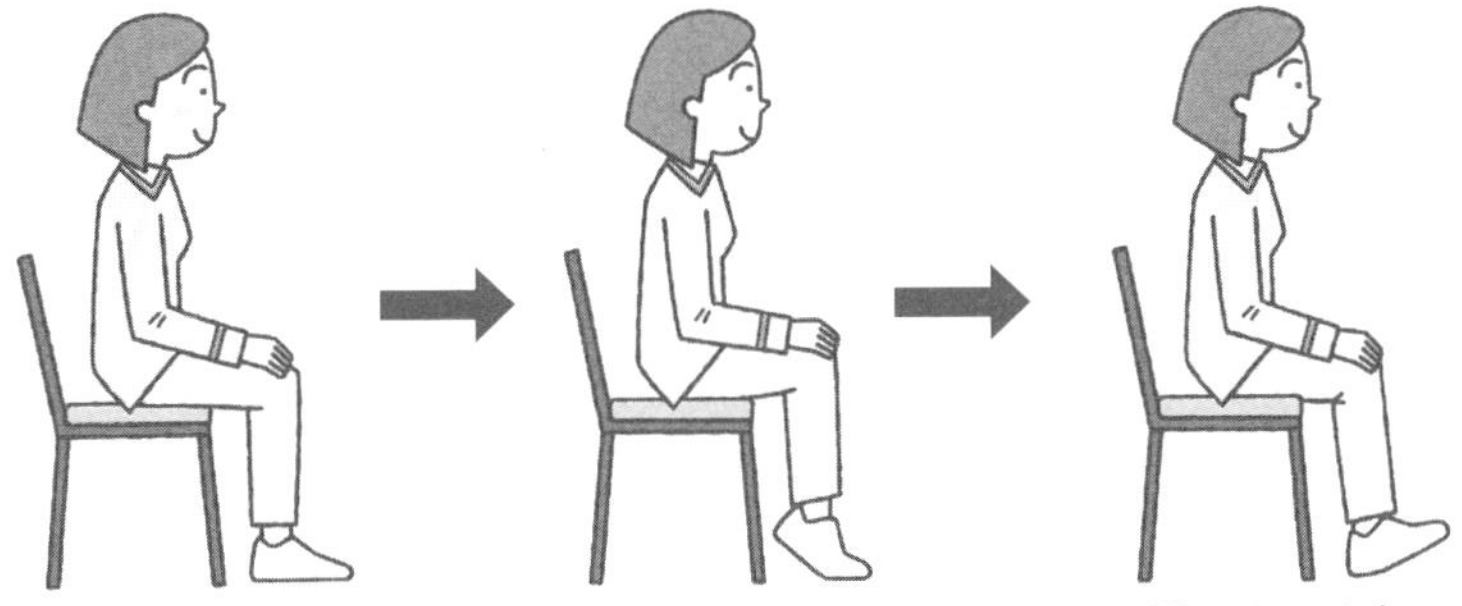

20～30回×2～3セット

テレビ体操、ラジオ体操を録画、録音しておいて、散歩やトレーニングの前の準備運動にするのもよいかも知れません。夏休み中は、全国を回って各地が紹介されるのも楽しみです。毎日、必ずと言っていいほど大きな声で掛け声をかける男の子（ときにお爺さん）がいるのが微笑ましいです。また冬は、朝日が昇る時刻の移り変わりから季節が進むのを実感することもできます。

朝食後にウォーキング

ラジオ体操の後は朝食です。ごはんはしっかり一膳、食パンであったら少々厚切りのものを1枚食べましょう。たんぱく質をしっかり摂るという観点から、和食であったらみそ汁のほかに納豆＋卵（温泉卵でも生卵でも可）、または焼き魚、洋食であったらハムエッ

朝食の献立例

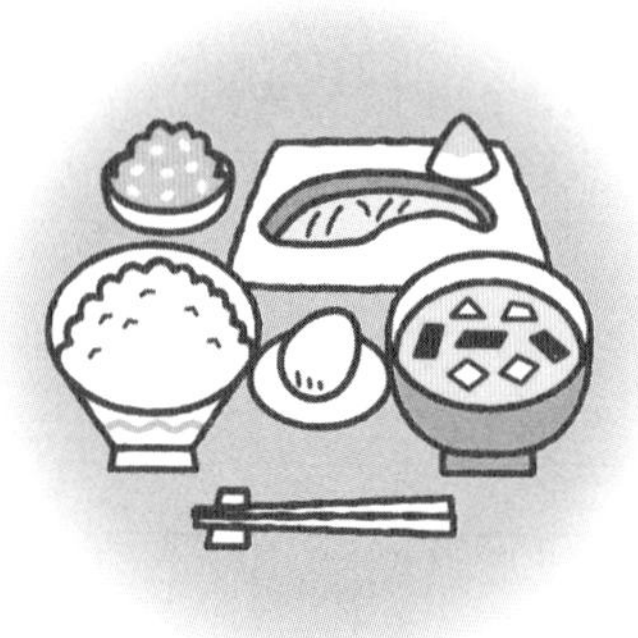
和食

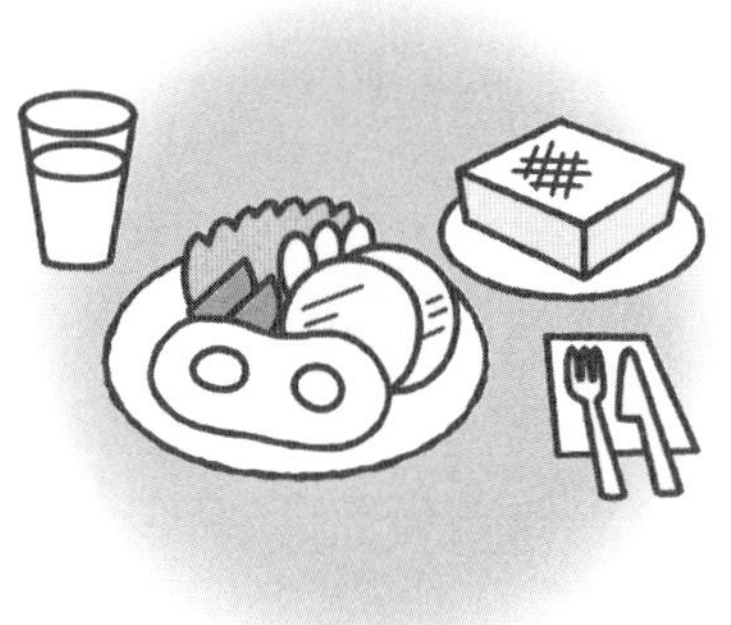
洋食

グか卵二つの目玉焼き十牛乳で満点です。

朝食後に1時間半ほど経ったころ、少し早めのウォーキングに出かけましょう。準備運動も忘れずに。この頃には血糖値や血中のアミノ酸濃度が上昇しており、運動するのに最適の条件が整っています。

ウォーキングで歩く時間は、20分から30分ほどから始めてはいかがでしょうか。

普通の速さ（80m／分、4.8km／時）で20分間歩くと1.6km進みます。また4METsの運動強度ですので、112ページの式からその間の消費エネルギー量を計算できます。速めの歩行（100m／分、6km／時）では2.0km進み、運動強度は6METsになります。

だんだん慣れてきたら歩く速さを少し上げ、歩行時間も長くしていきましょう。速足の歩行（運動強度6METs）を30分間、1

ウォーキング

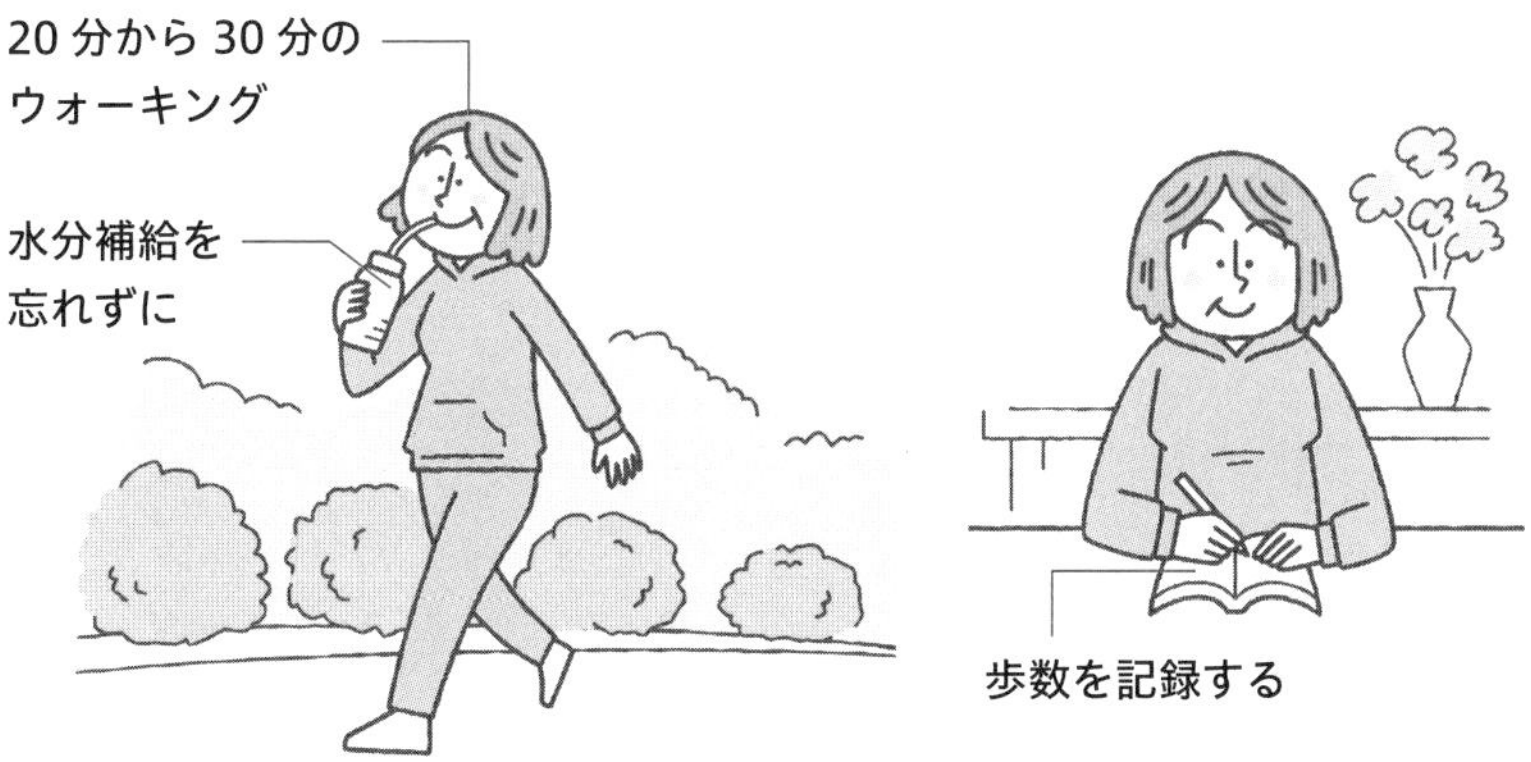
20分から30分の
ウォーキング
水分補給を
忘れずに
歩数を記録する

膝などが痛む方には、温水プールでの水中ウォーキングもお勧め

＊ 谷本芳美、ほか．日本老年医学会雑誌 47 :52、2010.

週間続けたら、6（METs）×0.5（時間）×7（日）＝21METs時間／週になりますので、これならたいしたものです。

暑い日は汗をかきますので、念のためスポーツドリンクをコップ1杯飲んで出かけることにしたら完璧です。

歩数を計るのも励みになるでしょう。手術を控えた方は術前の1日の歩数を記録しておき、術後にそれを目標にすることもできます。歩数計は安いものでもよいですし、スマートフォンのアプリを使って記録することもできます。

上肢と比較して、下肢には4倍近い量の骨格筋があります。しかし、下肢の筋肉は加齢に伴って上肢の筋肉のおよそ2倍のスピードで減少していくといわれています。*ウォーキングには、その下肢の筋肉量を回復させる効果があります。負荷のかかる階段昇降はさらに効果が高まります。ふだんから積極的に階段を使いましょう。せっかくトレーニングの場が目の前にあるのに使わない手はありません。

下肢の力が衰えている人は、転倒防止に杖を使いましょう。杖をつくことによって転倒を防ぐことになるのはもちろんですが、同時に上肢のトレーニングにもなります。

60歳以降になると、とくに女性では変形性膝関節症の方が増加します。関節軟骨の疲弊、老化が原因で、初期症状は歩き始めや立ち上がりなど、動作の開始時に感じる膝の痛みです。進行すると痛みは増悪し、他覚的には膝が腫れ、膝関節内に水がたまります。

＊ 岩村真樹、ほか．理学療法科学 30：265、2015

そのような方は膝に負担をかけると症状が悪化しますので、同じ歩くにしても温水プール内での歩行をお勧めします。水中では、浮力で膝の負担は大幅に軽減されます。一方で、水中を歩くことはとてもエネルギーを必要とするよい運動です。5分も歩いていたら汗だくでしょう。また、空気中での歩行よりも上肢や体幹の筋肉に負荷をかけることができます。

ウォーキングや水中の歩行で使う筋肉は遅筋です。したがって、これらの運動によって「骨格筋を維持することの意義」でお話ししたPGC-1αが骨格筋から分泌されるのです。

運動後に栄養補給を

ウォーキングが終わったら、前項でお話ししたように1時間以内に牛乳もしくは栄養剤を飲みましょう。このときには sip feeds としての飲み方でなく、栄養剤1パックを飲んでいただいてけっこうです。

なお「牛乳は体に悪い」という説もときどき耳にしますが、こちらも一部に根強く残る都市伝説です。よく牛乳と比較されるのが豆乳で、その場合には「豆乳はヘルシー」が決まり文句です。しかし牛乳と豆乳を比較すると、たんぱく質の質、脂質の質、カルシウムの含有量などなど、すべてにおいて牛乳に軍配が上がります。

もちろん、豆乳がお好きな方はどんどん飲んでいただいてもかまいません。牛乳という相手が凄すぎるだけで、豆乳も優れた食品に違いはありません。「豆乳のほうが牛乳より体によい」というのは都市伝説だと言いたいだけです。

体質的に牛乳が飲めない方がいます。食物アレルギーで牛乳に反応してしまう「牛乳アレルギー」と、牛乳に含まれる乳糖を消化できず、牛乳を飲むと下痢をしてしまう「乳糖不耐症」のケースです。そのような方は、無理に牛乳を飲むことはありません。大切なのはたんぱく質を摂取することですから、安心して摂れる牛乳以外の豆乳や栄養剤などにすればいいのです。

呼吸器を強くする

なお、たばこを吸われる方は、手術前に禁煙することが必須です。喫煙は明らかに術後の肺炎などの呼吸器合併症を増加させます。

喫煙者が禁煙後、がんに罹患するリスクが

腹式呼吸

1. 軽く膝を曲げて立てます。手を胸とお腹に置きます。

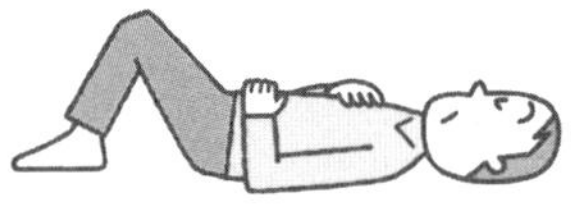

2. 鼻から息を吸い込み、お腹がふくらむのを手で確認します。

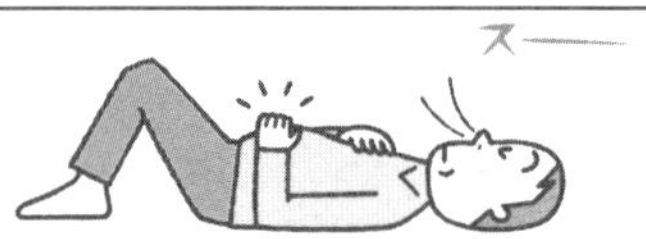

3. お腹の力を抜いて、口をすぼめてゆっくりと息を吐きましょう。

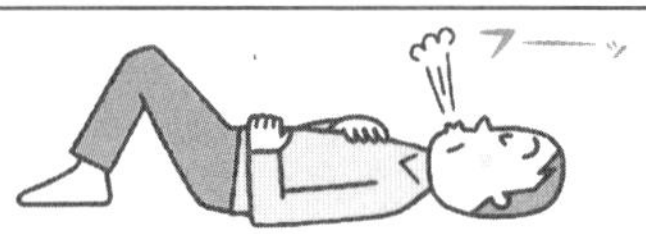

非喫煙者と同等になるには15年以上かかります。しかし、呼吸機能は2週間で改善し始めるのです。

肺の状態をよくする呼吸のトレーニングも効果的です。ご自分でできる呼吸のトレーニングを二つ紹介します。

一つ目は「腹式呼吸」の練習です。腹式呼吸とは横隔膜を使って呼吸することで、これによって一回換気量が増加し、効率的な呼吸ができるようになります。

仰向けに寝て、片手をお腹に当ててゆっくり鼻から深呼吸します。そのとき、息を吸い込むにつれてお腹がふくらむのを意識してください。次に、ゆっくり口から息を吐いていきます。そのとき、腹部を軽く押さえながら息を吐いていってください。仰向けでの腹式呼吸に慣れてきたら、座った状態や立った状

口すぼめ呼吸

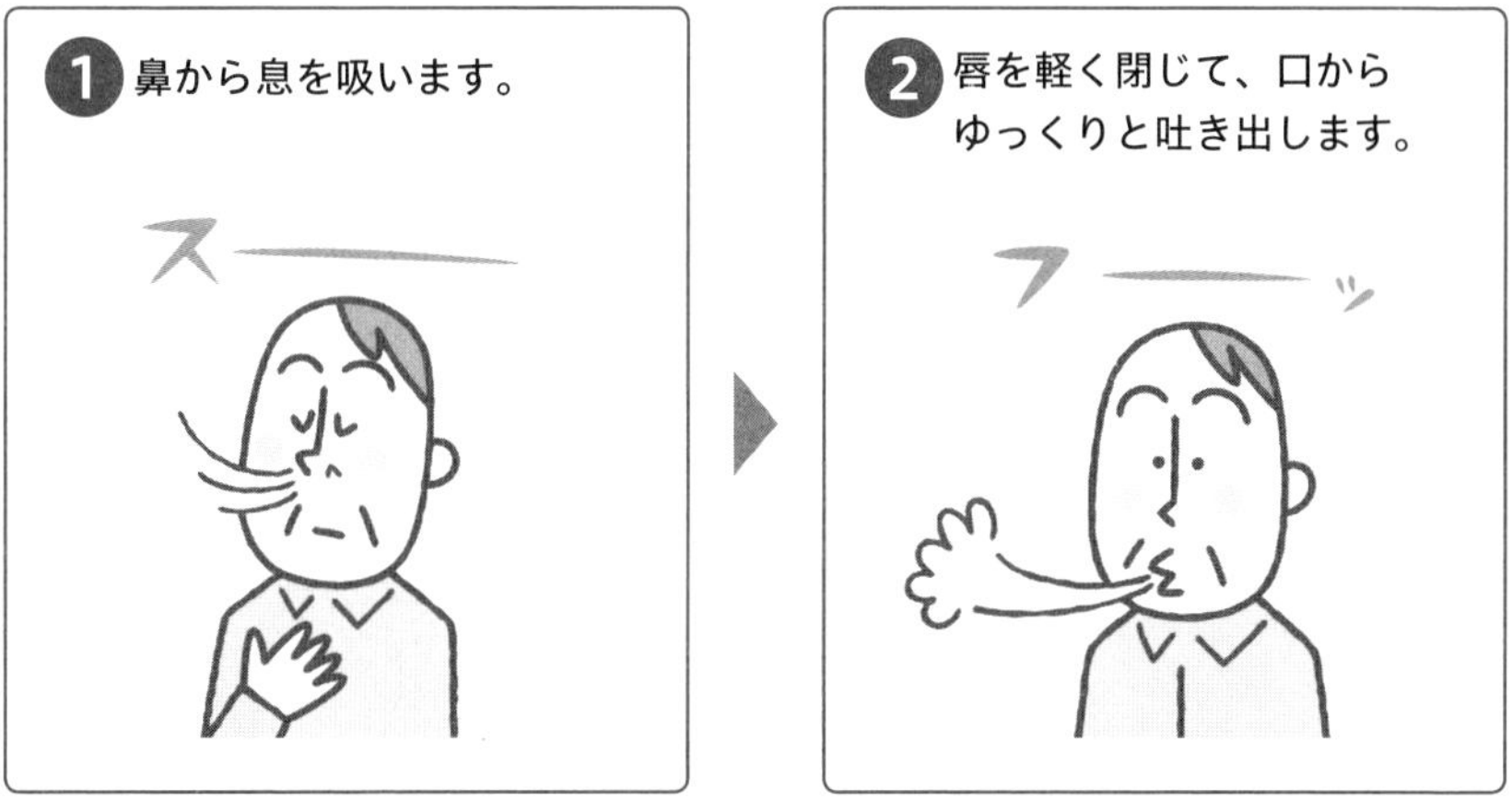
1 鼻から息を吸います。
スー
2 唇を軽く閉じて、口からゆっくりと吐き出します。
フーッ

態でも同じように腹式呼吸が出来るように練習してください。

二つ目は「口すぼめ呼吸」です。呼吸器疾患のある人や喫煙者は、気道が細く閉塞しやすい傾向があります。口すぼめ呼吸をくり返すことで気道を拡張させ、息を吐きやすくします。

腹式呼吸と同様、ゆっくりと鼻から息を吸います。次に、さらにゆっくり吸ったときの倍の時間をかけて、口から息を吐いていきます。その際、ロウソクの火を吹き消すときのように口をすぼめてください。この呼吸法で気道内圧が上昇し、気道が拡張します。

術後早期のリハビリテーション

30年ほど前までは、術後数日の間、患者さんは飲食禁止で、ベッドの上で安静に過ごす必要があると考えられてきました。離床には医師の許可が必要だったくらいで、安静にしていた方が安全と思われていたのです。しかし、治療法が進歩するように術後管理も大きく変わりました。

近年急速に広まっているのが、術後回復能力促進プログラム（Enhanced Recovery After Surgery：ERAS）です。ERASは、有効であるというエビデンスに基づく術後管理の方法を一つひとつ組み合わせたものです[*]。

たとえば、手術後に鼻から胃へ挿入し胃の内容を抜く管は、原則として術後には留置し

＊ 谷口英喜．外科と代謝・栄養 45: 21、2011.

ません。臨床試験によってこの管を留置したほうが術後の消化管運動の回復が遅くなることが判明したからです。

また、手術の2〜3時間前までは糖質の入ったドリンクを飲んでもらいます。そのほうが、術後の血糖管理が容易になることがわかったからです。

このように、術前術後の管理は日々アップデートされています。もちろん、そのなかにはリハビリテーション、運動療法も含まれています。

手術直後の日が浅い時期や熱発した後などは疲れやすく、体を動かしづらいです。手術創などの痛みもあるでしょう。腹腔鏡で行った手術ならば、比較的痛みは軽度で早くから容易に体を動かせますが、傷が大きいといくら痛み止めを投与してもかなりの痛みを感じます。とはいえ寝たきりは禁物で、徐々にでも体を動かしていくことが大切です。術後早期、翌日には離床・起立することが良好な結果をもたらすことが明らかになっています。

医療スタッフから「さあ、動きましょう」「リハビリの計画は…」など、どんどん運動を勧められます。「昨日手術を受けたばかりなのに、みんな鬼だナ」と思わずに、頑張って立ちましょう。

また、リハビリテーションを行ってもその後に臥床《がしょう》すると、たとえ短時間であってもリハビリテーションの効果が薄れることが判明しています。＊ 昔の人は、病院は寝て養生するところで、そうしているほうが早くよくなると考えていました。これも今では間違った考

＊ Biolo G, et al. J Physiol. 558:381, 2004.

えと否定されるようになりました。寝ていることは養生になりません。

病室でも体を起こしている時間を増やしてください。座ってテレビを見たり新聞を読んだりするだけでも違います。姿勢を維持する筋肉は遅筋ですので、座るだけでも遅筋のトレーニングになるのです。なお、病院には各病棟にデイルームや食堂があります。食事やご家族などとの面会以外にもそこを利用するのは大変よいことです。

私が勤務している病院では、多職種が連携する栄養サポートチーム（Nutrition Support Team：NST）の機能を強化し、がん患者さんの低栄養を防ぎ、骨格筋量の減少を抑えるための取り組みを行っています。

胃がんや大腸がん、肝臓・膵臓・胆道系のがんの患者さんには、手術前に医師の診察の

無理のない範囲で体を動かしていく

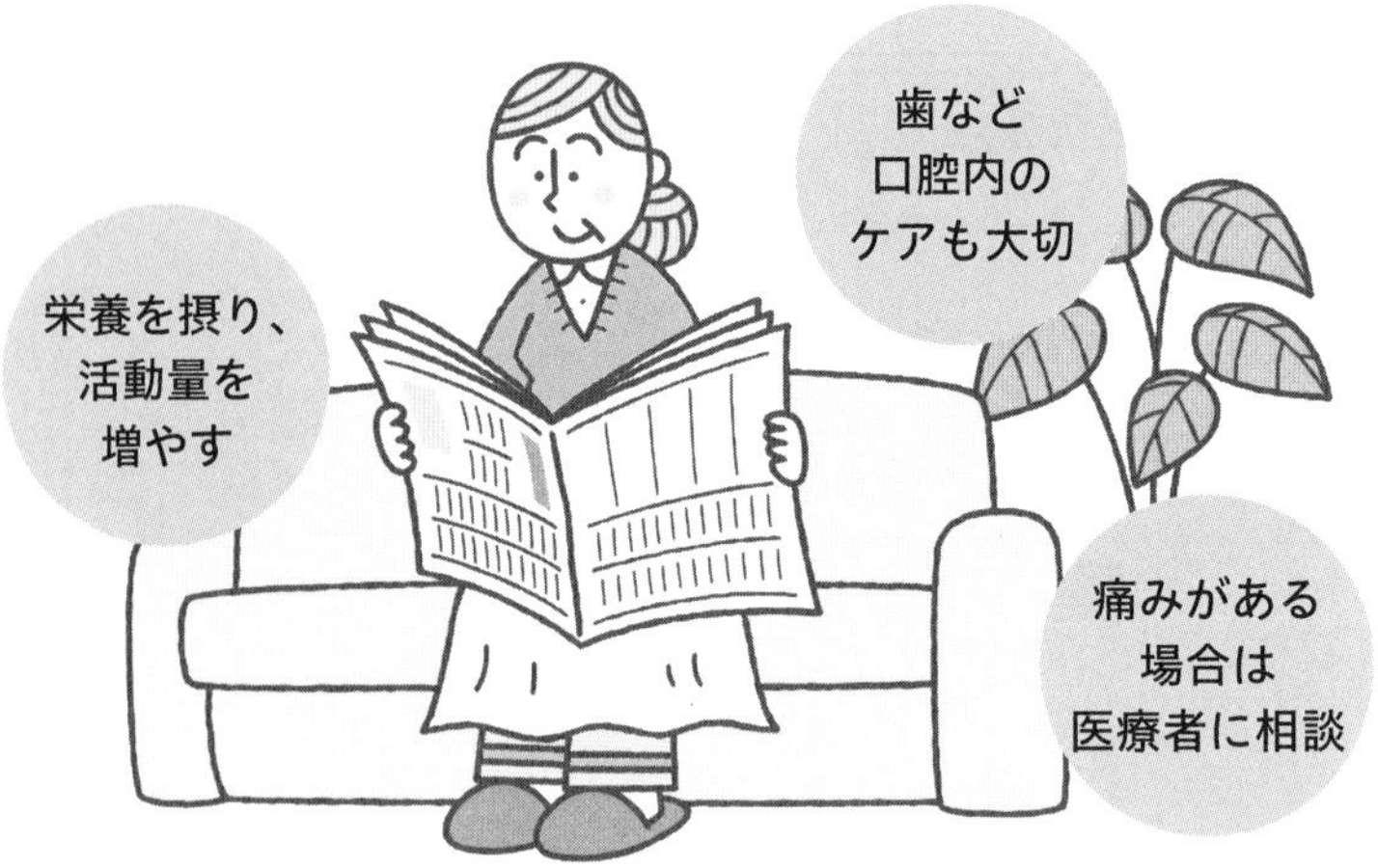
歯など
口腔内の
ケアも大切
栄養を摂り、
活動量を
増やす
痛みがある
場合は
医療者に相談

ほかに栄養指導とリハビリテーションを受けていただきます。

管理栄養士は、患者が術前に抱く不安を解消することを目的としたカウンセリングと栄養アセスメント（栄養状態の評価）を行います。

私は、患者さんの「不安の解消」のために「手術後には、なんでも食べられるようになります」ということを強調するようにしています。がんの患者さん、とりわけ消化器がんの患者さんは、手術後に食事を制限されるのではないかと思っています。好きなものを食べられなくなるのは辛いですね。そんなことはないですよ、と安心していただきたいのです。

理学療法士は骨格筋量、体脂肪量、握力、下肢筋力、歩行速度の測定を行います。また、入院前の1週間、歩数計やスマートフォンのアプリを使って毎日歩行数を測定します。さらに、大きな手術を受ける患者さんは歯科・口腔外科を受診し、口腔内環境の評価や口腔ケアを受けます。

がん患者さんの入院期間は7～12日間程度で、退院後は外来で引き続き管理栄養士と理学療法士の指導を受けます。外来で行う管理栄養士からの栄養指導の際は、握力測定も行います。握力が低下している場合は理学療法士が介入し、先に紹介したセルフリハビリテーションのパンフレットを渡すことを含めた指導とリハビリテーションを行います。こうした取り組みによって、患者さんの体重減少を抑制するとともに、骨格筋量を早期に回復させることが可能になりました。

退院後も続けて欲しい適度な運動

がんの手術後と一口にいっても、栄養不良に陥るリスクは一律ではありません。たとえば、通常の大腸がんの手術後には、むしろ体重の増加が認められることが多いです。大腸がんの手術は摂食量に影響を及ぼさず、一方でがんからの血液や体液の喪失がなくなるためです。体重の減少が必発の食道がんや胃がんの手術後とはまったく違います。体重の増加はけっこうなことですが、適度な運動をしないと体脂肪ばかりが増えてしまいます。とくに女性にとって体脂肪のみの増加は足腰の負担を増やすことになりますので、大腸がんの手術後にも運動を心がけましょう。

手術を受けられる患者さんは高齢化しています。お年寄りだと心配で、あれこれ手を焼きたくなりますが、もともとお元気な人であったら退院後大切にしすぎてはいけません。「無理せず寝ていて」とか「私がやるから休んでいて」などと殿様（お姫様）扱いするのはかえって体に毒です。手術前のその人の日常生活を思い描いて、それに近づけてあげてください。

●1日10分以上のストレッチングや体操

健康増進法に基づいて作られた「健康日本21」に掲げられた高齢者目標には

●1日20分程度の散歩やウォーキング
●1週間に2回程度の下肢・体幹の筋力トレーニング
●1週間に3回程度のレクリエーション活動や軽スポーツなど

のうち、一つ以上を行うとあります。

こんなふうに列挙されると「こりゃ、無理だ」と感じてしまうかもしれません。しかし「1日10分以上のストレッチングや体操」は朝のラジオ体操で、「1日20分程度の散歩やウォーキング」は午前中の散歩でクリアです。この2つができれば60点の合格です。さらに、前述しましたように徐々に歩く速度を上げ、1日3METs時程度の運動をすることができれば75点だと思います。加えて運動後に適切な栄養を摂取すれば、十分な効果が得られるでしょう。残りの2項目は、もっと運動に慣れてからでけっこうです。

けがをすると、それを契機に身体が弱ってしまいます。最も大切なことはけがをしないことです。準備運動をして、無理せずに運動しましょう。次に大切なことは、楽しんで続けられることです。それぞれの運動能力に合わせて運動方法を選択していきましょう。

最後に、これまで本書を通じてお伝えしてきたことをあとがきのかわりとしてあらためてご紹介し、結びとさせていただきます。

あとがきにかえて

1．日本の食品と自分の欲求を信用して楽しい食生活を送る

今の日本で手に入る食品は、食べ方や品質保証期限を守ればすべて安全です。また、食べたいと思うものは体が欲しているもの、健やかな体を保つために必要なものです。医師から制限されていない限り安心して食べてください。その食行動が強い体を作ります。

糖尿病であっても過度のエネルギー制限は骨格筋を萎縮させます。体が必要としている量の栄養は、しっかり摂取することが大切です。

なにより、ストレスを感じずに楽しく食事をすることが大切なのです。

2．たばこを吸わない、たばこの煙を避ける、たばこの臭いに近づかない

たばこを吸わないこと、たばこの煙を吸わないこと、さらに、できればたばこの臭いを嗅がないことは極めて大切です。がんにかかるリスクを下げるという観点からは、これ以上重要なことはありません。

たばこはがんの発生だけでなく、狭心症や心筋梗塞、脳卒中のリスクも高めます。日本ではたばこが原因で1年間に12万人以上の人が命を失っているといわれ、交通事故で亡くなる人の35倍と驚くべき数なのです。

がんを早く見つけるために

3. 検診はしっかり受ける

「検診で病気が見つかったら怖い」のもわかりますが、病気にかかっていることを知らずに過ごすのはもっと怖いことです。がんも、早期に発見すれば少ない負担で完治できます。日本では、検診受診率と「要精査」時の精密検査受診率の低さが問題となっています。しっかり検診を受け、要精査との結果が出た場合には医療機関を受診してください。

一病息災とはよくいったもので、病院とうまく付き合うことでがんを早期に発見できた例は枚挙に暇がありません。他の目的で施行した検査で偶然見つかったがんのことをincidentaloma（インシデンタローマ、偶然見つかった腫瘍、偶発腫瘍）といいます。症状が出る前に発見できたのですから、当然のことながらインシデンタローマの治療成績は良好なものになります。

がんと診断されたら

4. 安心して標準治療を受ける

もっとも効果があると認められている治療が「標準治療」なのです。標準治療には医療保険が適用されますので、少ない負担で最良の治療を受けることができるのです。

玉石混交の情報のなか、「玉」と「石」を見分ける方法を二つお教えします。ひとつは「高額な民間療法については、信頼できる医師に意見を聞く」こと。もう一つは「週刊誌より主治医を信じる」ことです。

5．適切な栄養と運動で骨格筋を維持・増強する

適切な栄養摂取とともに身体を動かして、大切な骨格筋を維持してください。あまり難しく考えることはありません。朝のラジオ体操と20～30分の散歩で合格点です。少々速足で歩いたり、階段を上るなど、簡単なことで結構です。また、運動後には牛乳か栄養剤を飲みましょう。骨格筋が増えていくことを実感できるかもしれません。さらに、ぬるめのお風呂にゆっくり入るなどしてしっかり疲れを取ることも大切です。

がんも含めた数々の病気の克服のために

6．歳をとるまでは体重を増やさない。歳をとったら体重を減らさない

肥満はlong term killer（長い年月をかけて身体を蝕むもの）、低栄養はshort term killer（短い間に命を脅かすもの）とお伝えしました。
若いうちは肥満に気をつけて野菜をたっぷり摂りましょう。そして、歳をとったら病気に負けない強い体を作るため痩せないよう注意してください。歳をとると、胃や食道の手

術を受けなくても1回に食べることができる量が減ります。少ない量で栄養を摂ることができる食品を優先しましょう。具体的には肉や魚、乳製品、米、芋類などです。肉も、牛肉や豚肉、鶏肉、プロセス肉（ハム、ソーセージ、ベーコン）などなんでもOKです。

「がん」

この言葉の持つ独特の響きが、多くの人々を不安に陥れてきました。しかし、現代医療は確実に「がん」に勝利を収め始めています。「がんサバイバー」などと表現されると、がんが治って「生還する」ことは珍しいように受け取られてしまうのかも知れません。

そうではないのです。

多くのがん患者さんの眼前には、完治して過ごす幸せな未来が待っているのです。その未来のためにも、根強く信じられてきた「都市伝説」を忘却の彼方へと捨て去りましょう。

この本に書いたことががん患者さんを幸せにすることに少しでも貢献するのであったら、それは医師として本望です。

【著者プロフィール】
大村健二（おおむら けんじ）
上尾中央総合病院外科　外科専門研修センター / 栄養サポートセンターセンター長
1980 年金沢大学医学部卒。同第一外科（現先進・総合外科）入局。消化器外科を専攻。研修医時代より代謝・栄養の研究に従事。2002 年には全国の大学病院に先駆けて全科型 NST (Nutrition Support Team) を立ち上げた。その後「石川 NST 研究会」「能登 NST 研究会」の設立・運営に参画するなど、病院の枠を超えた活動にも尽力。06 年より金沢大病院内分泌・総合外科科長、臨床教授。08 年より厚生連高岡病院外科診療部長。10 年 4 月より山中温泉医療センター長。
2010 年から 15 年の 6 年間、3 回連続で Best Doctors に選出される。
2013 年 2 月第 28 回日本静脈経腸栄養学会学術集会（金沢）の会長。日本消化器外科学会評議員。専門は消化器外科学、代謝・栄養学、消化器癌の化学療法。編著に『栄養塾』（医学書院）、『身につく水・電解質と酸塩基平衡』（南江堂）、『がん患者の栄養管理』（南山堂）、『消化器癌化学療法』（南山堂）、『高齢者の栄養　はじめの一歩』（羊土社）など。

がん食事療法の都市伝説

令和 2 年 4 月 24 日　第 1 刷発行

著　　者　大村 健二
発 行 者　東島 俊一
発 行 所　株式会社 法 研
〒104-8104　東京都中央区銀座 1-10-1
代表 03(3562)3611
http://www.sociohealth.co.jp

印刷・製本　研友社印刷株式会社

0102

ISBN978-4-86513-636-4　C0077　定価はカバーに表示してあります。

乱丁本・落丁本は小社出版事業課あてにお送りください。

送料小社負担にてお取り替えいたします。